Heradem!

NOELLA APPERMANS

Herадem!

Hyperventilatie, stress, angsten
en paniekstoornissen aanpakken
met de **Buteyko-methode**

MIJN VERHAAL

Manteau

Dit boek draag ik op aan alle chronische hyperventilanten die vaak jarenlang in stilte lijden, en gevangenen zijn van hun eigen ademhaling. Die opgebrand toch telkens opnieuw de moed en het doorzettingsvermogen vinden om verder te gaan, in de hoop op een dag te kunnen 'herademen'.

Mijn adem kon zacht zijn
rustgevend
maar meestal was hij verstikkend
versmachtend
het gevoel van de laatste ademteug
Mijn angst kon reddend zijn
waarschuwend
afwezig
maar meestal was hij verlammend
roetzwart
Mijn lichaam zo moe
maar het kon niet slapen
mijn adem en angst,
altijd wakend,
lieten het niet toe

INHOUD

VOORWOORD 11

INLEIDING 13

DEEL 1 15

Mijn verhaal

De eerste aanval 17
De jaren van leugens en overleven 19
Op zoek naar antwoorden 27

DEEL 2 29

De anatomie van de ademhaling

De organen, spieren en technieken 32
a. De ademhalingsorganen 32
b. De ademhalingsspieren 34
c. Ademhalingstechnieken 34
De rol van het zenuwstelsel en de hersenen 36
a. Het zenuwstelsel 36
b. De hersenen 39
De stressreactie: het limbisch systeem en de hypothalamus worden wakker geschud 42
Oorzaken van angst 46
Chemische processen bij hyperventilatie 47
a. Het belang van CO_2 47
b. Het belang van de pH-waarde 49
c. Bloedgassen 59
d. Aerobe of anaerobe verbranding bij hyperventilatie 59

Ademen als mentaal proces

Wat ademen betekent voor alle leven 63
De evolutie van onze ademhaling door de eeuwen heen 64
Bewuste ademhaling 66
Fysieke en mentale belasting bij (chronische) hyperventilatie 67
a. Fysieke belasting 69
b. Mentale belasting 72
Factoren die hyperventilatie kunnen bevorderen 76
De ademhaling verder ondersteunen 80
Ademhalingsoefeningen 80
Toepassen of aanleren van de reverse-techniek: eerst de ademhaling, dan de psyche 82
Relaxatie 83
Meditatie of een bodyscan 84
Hartslagcoherentiemeting 87
Voeding 88
Bach Bloesem Remedies 90
Kruiden 91
Luchtkwaliteit in huis verbeteren 93
Beweging 93
Dieptemassage 94
Voetreflexologie 95
Wanneer ademen we weer correct? 95

Herademen met de Buteyko-methode

Historiek ... 99
Essentie van de Buteyko-methode ... 101
Meten van je Controle Pauze (CP) ... 105
De praktijk: oefeningen ... 110
a. Workshop ... 110
b. Meten van je Ochtend Controle Pauze (OCP) ... 112
Oefening 1: De diepte van de ademhaling verminderen door ontspanning ... 115
Oefening 2: Veel korte adempauzes door de dag heen inlassen ... 117
Oefening 3: Verstopte neus openen ... 119
Oefening 4: Leren lezen en spreken ... 119
Oefening 5: Stappenoefening ... 121
Oefening 6: Traplopen, hurken en springen ... 122
Oefening 7: Fietsen, snelwandelen en joggen ... 124
Oefening 8: De Verlengde en Maximale Pauze (MP) ... 126
Oefening 9: Rescue-ademhaling ... 128
Wanneer kan de Buteyko-methode nuttig zijn? ... 131
Bij (chronische) hyperventilatie ... 131
Bij ME/CVS ... 134
Bij sportbeoefening ... 135
Bij snurken of slaapapneu ... 138
Voor moeder en kind ... 139
Hoe ik de Buteyko-methode toepas in mijn dagelijks leven ... 143

NAWOORD ... 151

DANKWOORD ... 153

GERAADPLEEGDE BRONNEN ... 157

VOORWOORD

Nooit had ik gedacht dat ik met mijn verhaal naar buiten zou durven komen – laat staan dat ik er een boek over zou schrijven.

Jarenlang werd ik immers, letterlijk en figuurlijk, verstikt door een grote, onbekende kracht. Een kracht die mij in heel veel dingen beperkte, maar mij vreemd genoeg ook sterkte gaf op momenten dat ik het niet verwachtte. Die onbekende kracht kreeg na talloze medische onderzoeken een naam: 'chronische hyperventilatie'.

Nu, na 40 jaar, durf ik eindelijk als chronisch hyperventilant 'uit de kast' te komen. Ik wil mijn ervaringen delen met iedereen die op een of andere manier, in meer of mindere mate problemen met ademhalen heeft of heeft gehad. Ik wil hen op weg helpen naar een nieuw ademhalingspatroon, het enige dat voor mij effectief is, namelijk de Buteykomethode. Door deze techniek te beoefenen kan ik na 40 jaar eindelijk zeggen dat ik 'heradem'.

Dit boek is bedoeld voor iedereen, want iedereen ademt!

Mensen met een gezonde ademhaling kunnen de Buteyko-techniek preventief gebruiken wanneer ze bijvoorbeeld gespannen zijn. Wie last heeft van ademhalingsproblemen, zoals bij hooikoorts, apneu, COPD, CVS of astma, ervaart deze methode als gezondheidsbevorderend, vaak zelfs probleemoplossend.

Voor wie uren voor publiek spreekt – leerkrachten, politici, ceo's enz. – werkt de Buteyko-methode ontspannend. De methode doseert het ademvolume en voorkomt een trillende en stokkende stem.

Ook sporters, die vaak met flinke verzuring te maken krijgen, hebben baat bij deze ademhalingstechniek, omdat die hun fysieke prestaties verhoogt.

Maar in de eerste plaats schrijf ik dit boek voor mensen met chronische hyperventilatie. Mensen die net als ik vaak jarenlang kampen met dit syndroom, die hierdoor in meer of mindere mate in hun leven beperkt worden en vaak al jaren op zoek zijn naar effectieve oplossingen.

De tijd was rijp om mijn bevindingen, die ik enkele jaren geleden verwerkte in mijn eindwerk – in Nederland afstudeerscriptie genoemd – *Herademen!* in boekvorm te gieten.

Ik wilde de informatie en de kennis die ik vergaarde en die ik tijdens mijn opleiding als gezondheidsconsulente verwierf, bundelen in een autobiografisch verhaal. Voor mezelf als leidraad in mijn praktijk en tijdens mijn lezingen, maar bovenal om het als een tastbaar hulpmiddel te kunnen aanreiken aan de talloze mensen met ademhalingsproblemen. Zij hebben behoefte aan degelijke informatie, duidelijke antwoorden op hun vragen, aan begrip, ondersteuning, herkenning en erkenning. Maar vooral hebben zij behoefte aan de correcte medische benadering van dit probleem. Ik wil hun hoop geven, een lichtpunt – vaak aan het eind van een lange tunnel – zodat ze niet langer stikken ... letterlijk en figuurlijk.

Met dit boek wil ik ook de omstanders van de hyperventilant tonen hoe de ademhaling precies werkt, laagje voor laagje goed onderbouwd en uitgelegd. Zo wordt het voor hen duidelijk dat het probleem van hun geliefde niet alleen tussen de oren zit.

Maar ook hoop ik dat de chronisch hyperventilant uit zijn slachtofferrol durft te kruipen en met dit boek actief aan de slag gaat om zijn ademhaling weer op de rails te krijgen. Voor zichzelf, maar ook voor zijn naasten, want zij lijden immers met hem mee.

Het is in dit proces belangrijk dat hij zijn angsten onder ogen durft te zien en er dwars doorheen leert te ademen. Angst is de vijand niet, angst is slechts een signaal dat er naar het lichaam geluisterd moet worden.

Mijn doel is de hyperventilant te leren om zijn ademhaling te herprogrammeren, want dat is de enige manier om uit de spiraal van hyperventileren te raken.

Pas dan kan hij op termijn letterlijk en figuurlijk ‘herademen’.

INLEIDING

Wat is er vernieuwend of anders aan dit boek?

- Dit is een autobiografisch verhaal dat de mentale en fysieke belasting bij chronische hyperventilatie beschrijft, wetenschappelijk ondersteund, vanuit het oogpunt en de ervaring van de auteur zelf.
- De aanpak van het hyperventilatiesyndroom wordt benaderd via een reverse-techniek; eerst resetten we de ademhaling, dan pas werken we aan de psyche.
- Het boek maakt korte metten met het stereotype van de hyperventilant, aangezien 90% van de bevolking overademt.
- Het beschrijft de vijf gradaties waarin hyperventilatie voorkomt.
- Het laat je kennismaken met een totaal nieuwe ademhalingstechniek.

Deel 1

Dit deel is autobiografisch. Ik vertel je het verhaal van mijn leven met chronische hyperventilatie, in de hoop dat het anderen met ademhalingsproblemen kan helpen. Ik beschrijf hoe dit monstertje bijna 40 jaar de tijd had om zich als een virus in mijn lichaam te nestelen. Daarnaast lees je hoe ik uiteindelijk de parel vond die mij letterlijk en figuurlijk mijn leven teruggaf: de Buteyko-methode.

Deel 2

Deel twee gaat over de anatomie van onze ademhaling. Deze toelichting is vrij technisch, maar essentieel om de complexiteit van onze ademhaling te begrijpen. De twee hoofdrolspelers in ons ademhalingssysteem zijn de gassen zuurstof (O_2) en koolstofdioxide (CO_2). Inzicht in het ademhalingsproces is noodzakelijk om goed met de ademhaling (een zeer belangrijk instrument) te kunnen werken.

In dit deel bespreken we ook de diverse gradaties van hyperventilatie.

Deel 3

Het mentale aspect van de ademhaling staat centraal in dit deel. We ontleden het belang van een positieve mindset en beschrijven de gevolgen van zowel een verkeerd als een juist en bewust toegepast ademhalingspatroon.

Daarnaast zien we dat zowel fysieke als mentale klachten een rol spelen bij het ontstaan van een ziektepatroon; ze zijn onlosmakelijk met elkaar verbonden. Je bent immers wat je denkt!

Externe factoren die onze ademhaling positief of negatief kunnen beïnvloeden worden onder de loep genomen. Ook leer je hoe je diverse hulpmiddelen met elkaar kunt combineren om tot een gezond ademhalingsritme te komen.

Deel 4

Dit deel beschrijft de ademhalingstechniek die voor mij een wereld van verschil maakte. Tijdens mijn zoektocht stuitte ik op het antwoord op al mijn vragen: de Buteyko-ademhalingsmethode.

Hier worden de effecten beschreven van de toepassing van de Buteykomethode bij (chronische) hyperventilatie, bij ME/CVS of bij sportbeoefening, bij snurken, slaapapneu of als toepassing bij kinderen die vaak geplaagd worden door verkoudheden of ademhalingsproblemen.

Tot slot gaan we over tot het praktische deel van het boek: de oefeningen die aan deze ademhalingstechniek verbonden zijn. Je vindt er ook doeltreffende adviezen voor overdag en 's nachts. Met behulp van deze oefeningen en adviezen kun je je ademhaling effectief herprogrammeren.

DEEL I

Mijn verhaal

De eerste aanval

Mijn eerste, zeer hevige hyperventilatieaanval, kreeg ik in een bioscoop. Ik was er met mijn lief, mijn latere echtgenoot. We zouden die warme zomeravond in 1978 van een heerlijke filmavond genieten.

Tijdens de filmvoorstelling leek het of ik steeds moeilijker kon ademhalen. Zonder aanwijsbare reden voelde ik dat mijn hartslag versnelde en ik meer en dieper begon te ademen. Tegen mijn vriendje zei ik niets. Het zou vast wel overgaan, dus probeerde ik mijn focus op de beelden op het scherm te houden. Dat lukte al snel niet meer. Ik voelde me ongemakkelijker worden, kreeg het erg benauwd en merkte dat mijn handen begonnen te tintelen en dat mijn mond verstijfde. Ik ging schuifelen op mijn stoel, van de ene bil op de andere, in een poging weer controle over de situatie te krijgen. De spieren in mijn buik verkrampten, mijn keel werd langzaam dichtgesnoerd en ik hoorde mijn bloed in mijn oren suizen. Het voelde voor mij aan of iemand me onder water hield en ik onmogelijk naar boven kon om lucht te happen.

Totale paniek overmande me, zomaar uit het niets. Al mijn zintuigen stonden op scherp, beelden flitsten voorbij, alles klonk erg luid en schel en mijn gezichtsveld werd sterk beperkt. Ik wist niet wat ik met dat verkrampte lichaam moest doen of hoe ik die paniek kon kwijtraken.

Instinctief stond ik op, kroop over de benen van de mensen naast mij heen en zocht een weg naar de nooduitgang. Ik wilde letterlijk gaan lopen voor mezelf, gaan lopen voor de verstikking, want ik was ervan overtuigd dat ik dood zou gaan! Ik stormde de bioscoop uit.

Het was een allesoverheersende ervaring van pure paniek, een ervaring die nooit meer uit mijn geheugen gewist zou worden.

Nu weet ik dat 'gaan lopen' een slim reddingsmiddel is van het lichaam om meer zuurstof in je cellen te krijgen. Toen wist ik dat nog niet.

Enkele uren later, na een helse autorit huiswaarts, herstelde mijn ademhaling zich nadat mijn vader mij een sterk kalmeermiddel had gegeven. Mijn lichaam begon te schokken, want mijn spieren kregen weer zuurstof en ontspanden daardoor ook. Ik was verdoofd en doodop. De huisarts kwam, want iedereen in mijn omgeving was behoorlijk ongerust. Ze hadden mij immers als een kip zonder kop en in pure paniek zien rondlopen, mijn buik ingetrokken en keihard alsof er geen ingewanden in zaten, mijn vingers verkrampt en vervormd en mijn mond helemaal scheefgetrokken door de spierspanningen.

De diagnose van de dokter was: 'hevige angstaanval door hyperventilatie' en hij schreef valium voor, telkens te nemen wanneer 'het' terugkwam. 'Het' zou wel snel overgaan.

Had ik op 17-jarige leeftijd zijn raad opgevolgd (die hij zonder twijfel met de beste bedoelingen gaf), dan zat ik elke dag aan de valium, want sindsdien kwamen dezelfde symptomen dagelijks in meer of mindere mate terug. In de supermarkt, gewoon thuis voor de tv, als ik alleen was, in een drukke omgeving, in de auto, de bus ... Kortom, er waren geen duidelijke criteria wat betreft de aanleiding, regelmaat of omstandigheden van de hyperventilatieaanval.

Dus had ik het gevoel overal en altijd te kunnen sterven. Ik vertikte het echter om voortdurend pillen in te nemen, ik voelde instinctief aan dat ik dan nog verder van huis was. Ik moest en zou die angst op een andere manier overwinnen.

Na deze eerste zware aanval wist ik dat ik mijn aanleg voor een gevoeliger ademhalings- en zenuwstelsel van mijn papa had geërfd. Hij was piloot in het leger en ik herinnerde me dat hij ons ooit had verteld dat hij tijdens zijn vluchten soms last had van hyperventilatie. Vastzitten in een kleine cabine hoog in de lucht is de ideale setting voor een aanval, zeker wanneer je hier gevoelig voor bent.

Na mijn eigen ervaring herkende ik de vroegere aanvallen van mijn vader, ondanks het feit dat hij die altijd probeerde te maskeren. Ik herkende de angst in zijn ogen. Hij sprak er zelden over. Ik begrijp waarom.

De jaren van leugens en overleven

Na mijn eerste zware aanval begon mijn ademhaling een eigen leven te leiden. Talloze nachten schoot ik verschillende keren in hevige ademnood en vaak in pure paniek wakker, met alle fysieke gevolgen van dien. Ik probeerde telkens weer met man en macht mijn ademhaling onder controle te krijgen. Overmand door angst rolde ik mij op tot een bolletje en begon te tellen, te wiegen of te neuriën – alles wat afleiding bood – tot mijn lichaam zich herstelde van het zuurstoftekort. Dan konden mijn spieren zich eindelijk weer ontspannen en viel ik, vaak nog bevend, weer in slaap.

Anderen merkten overdag niets van de naweeën van mijn nachtelijke hyperventilatieaanvallen, maar mijn lichaam bleef vaak zo gespannen als een veer; ik hapte naar zuurstof en geeuwde vaak om meer lucht binnen te krijgen. Mijn hoofd leek volgepropt met watten, klanken en licht kwamen veel scherper binnen dan normaal, en me concentreren was moeilijk.

Soms leek mijn ademhaling onder controle en hield de hyperventilatie zich verborgen, om later op onbewaakte momenten in alle hevigheid op te laaien. Op de duur wist ik niet meer wanneer of waar 'het' zou gebeuren, dus was ik constant op mijn hoede voor een aanval, voor de verstikking en de angst. Ik ging de deur niet meer uit zonder een strip valium op zak.

Ik probeerde er dus alles aan te doen om geen paniekaanval te krijgen, niet thuis, maar zeker niet in het openbaar. Een uitstapje te voet, met de auto of het vliegtuig, een feestje, een interessante cursus die ik wilde volgen, een mogelijke file, het gebruik van een lift, met iemand meerijden, waardoor ik niet zelf kon beslissen wanneer ik wilde vertrekken ... kortom, bij elke gelegenheid waar ik mijn veilige haven moest verlaten, verzette mijn lichaam zich en begon ik te hyperventileren.

Dus creëerde ik in elke situatie vluchtroutes, gebaseerd op leugens. Ik zag geen andere uitweg, ik moest op elk moment kunnen ontsnappen. Alleen thuis voelde ik me behoorlijk veilig.

Er volgden jaren van halve waarheden, leugens om te kunnen overleven, tegenstrijdige boodschappen om mij in te dekken tegenover derden, maar ook tegenover familie en vrienden. Hyperventileren maakte me zwak en kwetsbaar en dat kon ik niet aanvaarden. Om mijn hyperventilatie te verbloemen had ik altijd en overal mijn vluchtroutes nodig.

Mijn grootste angst was dat mensen zouden zien dat ik flipte en in pure paniek wegliep. Dan zou ik mijn grote geheim moeten prijsgeven en zou ik in de ogen van de anderen gek zijn, gebrek aan wilskracht hebben, flauw doen of aandacht willen trekken. Want ze hadden toch al die tijd niets aan mij gezien? Integendeel, ik was immers die zelfverzekerde jongedame. Zeg nu zelf, wie kan er nu niet gewoon ademhalen? En wie schiet er nu om de haverklap in paniekmodus?

Als chronisch hyperventilant had ik ondertussen ervaren dat je meestal op weinig begrip van je omgeving kunt rekenen. Je ziet er niet ziek uit en mensen kunnen gewoon niet geloven dat een beetje overademen zulke klachten kan veroorzaken. En die klachten blijken dan ook nog eens niet te verdwijnen met de tijd, maar zelfs te verergeren en de hyperventilant vaak jaren in hun greep te houden.

Door talloze vluchtroutes te creëren had ik deels ook zelf schuld aan dat onbegrip. Ik maskeerde de hyperventilatie, bang om niet met de groep mee te kunnen doen, er niet bij te horen, uitgelachen te worden. Ik was amper 17 en zat midden in de puberteit, toen mijn eerste zware aanval mijn leven veranderde. Er was in die periode weinig of geen uitleg beschikbaar over het hyperventilatiesyndroom. Wanneer ik mijn ervaringen deelde met iemand die ik vertrouwde, in de hoop op enige empathie, kreeg ik telkens vreemde, ongelovige reacties. Niemand leek mijn probleem te (willen) begrijpen, dus was er niemand die me echt kon helpen, dus wat had het voor zin?

Ik leerde te zwijgen en te doen alsof alles in orde was.

Destijds kwetste het onbegrip mij vaak, nu begrijp ik heel goed waarom mijn omgeving de complexiteit van chronische hyperventilatie niet kon bevatten, en dat vaak nog steeds niet kan.

Met de jaren creëerde ik behalve mijn vluchtroutes ook een masker dat ik kon opzetten en afzetten. Achter dat masker kon ik me verschuilen wanneer het moeilijk ging en fysiek vluchten onmogelijk was. Voor de buitenwereld liep alles perfect, maar achter die façade was het vaak donker. Zo bleef de hyperventilatie mijn grote, allesbepalende geheim.

De vluchtroutes gebruikte ik om me te beschermen tegen negatieve reacties en me te behoeden voor een zoveelste aanval, want via die routes kon ik meestal een nieuwe confrontatie met mijn angsten ontlopen. Maar natuurlijk voedde ik op deze manier mijn angsten steeds meer en belandde ik in een vicieuze cirkel. In zekere zin ben ik de dag van mijn eerste hyperventilatieaanval mijn onbezorgdheid en vrijheid verloren en vanaf dat moment was ik constant op mijn hoede.

Tijdens mijn laatste jaren op de middelbare school kampte ik dus al met mijn chronische hyperventilatie. Elke dag met de bus naar school werd een martelgang. Wat als mijn ademhaling zou ontsporen, wat als ik niet onmiddellijk uit de bus kon, wat zouden mijn vrienden denken? Op uitstapjes of schoolreizen durfde ik niet mee, dus veinsde ik met pijn in het hart dat ik ziek was. Ik wilde heel graag Parijs of Berlijn zien, plezier maken met mijn vrienden. Maar de angst dat ik zou hyperventileren was sterker. Omdat ik mezelf zo vaak buitensloot, had ik steeds meer het gevoel dat ik er niet echt bij hoorde. Ik raakte vervreemd van mezelf, maar ook van de anderen. Altijd zat mijn geheim 'mijn echte ik' in de weg.

Ondanks de innerlijke vervreemding probeerde ik uit alle macht in de groep te blijven functioneren. Ik bleef de goedlachse en opgewekte meid, studeerde, hielp thuis mee alles netjes te houden en was sociaal geëngageerd, alsof er geen vuiltje aan de lucht was.

Na de middelbare school wilde ik me inschrijven voor een opleiding tolk-vertaler. Ik hield van taal en ik was er goed in. Maar ik durfde de lange dagelijkse reis naar Leuven per bus of trein niet aan. Zelf met de auto heen en weer rijden was geen optie omdat ik vast zou kunnen komen te zitten in de file. Het idee alleen al was voldoende om een hyperventilatieaanval uit te lokken. Op kot zitten (op kamers gaan) kwam zelfs niet in me op. Het was voor mij gewoon ondenkbaar dat ik niemand bij me zou hebben die me echt kende wanneer ik 's nachts angstig wakker werd.

Dus besloot ik niet verder te studeren en ging ik op diverse plaatsen als tijdelijke kracht (interimaris) aan het werk. Het was immers veel gemakkelijker om mijn hyperventilatie tijdens die korte opdrachten verborgen te houden. Ondertussen volgde ik, als compensatie voor mijn misgelopen studies, een opleiding viertalig correspondente bij de VDAB dicht bij huis. Zodra ik van mijn hyperventilatie verlost zou zijn, wilde ik immers professioneel verder in het leven. Ik maakte constant toekomstplannen, wachtend op het moment dat ik zonder angsten mijn vleugels kon uitslaan en met mijn longen vol zuurstof vrij zou zijn in mijn keuzes. Ik hunkerde vreselijk naar een ontspannen lichaam, een ontspannen geest en een ontspannen ademhaling.

In ijltempo verstreken de jaren en mijn dubbele gedrag werd mijn levensstijl, of beter: mijn overlevingsstijl.

Er waren uiteraard de betere dagen of nachten, maar ik denk dat ik door de jaren heen geen enkele dag meegemaakt heb zonder minstens een paar keer in lichtere mate te hyperventileren. De belasting op goede dagen kun je het best vergelijken met een zeurende pijn in de rug die er altijd is, maar die je soms vergeet omdat je afgeleid bent door fijne ervaringen.

De vele mooie momenten die ik in mijn leven mocht meemaken, zoals mijn huwelijk met de man van mijn dromen en de geboorte van mijn prachtige dochters, waren momenten waar ik heel dankbaar voor ben, momenten die de lichte aanvallen vaak overstemden. Gelukkig maar.

Ik leerde ook dat humor, relativering en een optimistische levensinstelling heel belangrijke hulpmiddelen waren wanneer ik het moeilijk had. Het leven bleef gelukkig de moeite waard.

Op mijn 23ste – ik hyperventileerde toen al 6 jaar – werd ik in een supermarkt gespot door een modellenbureau en zo rolde ik de modewereld in. Jarenlang was ik actief als model binnen de Benelux. Zelfstandig naar locaties rijden binnen Limburg durfde ik meestal wel aan. Voor de overige boekingen in binnen- of buitenland zorgde ik er altijd voor dat ik met collega's mee kon rijden. Ik ging dan altijd op de achterbank zitten, zodat ik stiekem in mijn handpalmen kon ademen wanneer ik paniek voelde opkomen (een plastic zakje voor mijn mond zou hier te veel opvallen). Mijn medicatie zat altijd in mijn broekzak voor noodsituaties.

Op het podium overheerste de adrenaline en had ik zelden last van hyperventilatie. Het tempo tijdens de shows lag ontzettend hoog en ik was constant afgeleid, dus dat viel mee. Wanneer het niet anders kon en ik voor opeenvolgende opdrachten in het buitenland moest overnachten, was ik genoodzaakt mijn geheim aan mijn collega's te vertellen, zodat ze begrepen wat er gebeurde wanneer ik een nachtelijke paniekaanval kreeg. We sliepen immers meestal op een gedeelde kamer. Achteraf hoorde ik dat erom gelachen werd en dat ze in de auto mijn stuiptrekkingen nabootsten. Gekwetst trok ik dan mijn masker nog steviger voor mijn gezicht, maar ik reageerde niet. Door het onbegrip voor mijn situatie was een confrontatie immers energieverspilling. Misschien speelde jaloezie in die dagen ook wel een rol en vormde ik een makkelijke prooi. De concurrentie in de modewereld was moordend en er werd gestreden om de beste opdrachten, waarvoor weinig plaatsen beschikbaar waren.

Wanneer ik geen vervoer vond, waren mijn man, mijn broer of mijn papa mijn chauffeurs in nood. Ik kon altijd op hen rekenen. Zonder hun steun had ik nooit de professionele keuzes kunnen maken die ik heb gemaakt.

Rond deze periode – ik hyperventileerde inmiddels al 10 jaar – begon ik langzamerhand te wennen aan mijn ademhalingsprobleem, voor zover je kunt wennen aan een constant gebrek aan zuurstof. Ik hoopte nog steeds op een wondermiddel, maar er ontstond ook een zekere gelatenheid. De angstervaring bij een hyperventilatieaanval werd er weliswaar niet minder op en ik was altijd op mijn hoede, maar ik had 'het' ondertussen overal al wel een keertje meegemaakt zonder dat iemand het merkte. Ik kende mijn eigen ontsnappingstrucs en vluchtroutes inmiddels door en door.

Maar het leven met chronische hyperventilatie werd mentaal en fysiek steeds meer een uitputtingsslag. Altijd lag dat duiveltje op de loer, klaar om mijn hele ademhalingssysteem weer overhoop te gooien. Daar was ik me voortdurend van bewust.

Ik was 39 jaar toen ik op verzoek van een parlementslid in de politiek stapte, eerst als kabinetsmedewerker in Brussel, later daarnaast als gemeenteraadslid in mijn stad. Mijn kinderen waren groot en ik wilde deze nieuwe uitdaging aangaan. Het moest gewoon lukken. Ik deed mijn werk met hart en ziel en ik wilde steeds mijn grenzen verleggen in de hoop mijn angsten te overwinnen, zoals mijn arts mij aanraadde. Mijn ambitie en mijn drang naar perfectie zouden mijn aandacht van de hyperventilatie afleiden, dacht hij. Dus besloot ik elke dag opnieuw het gevecht met mezelf aan te gaan, want ik wilde niet opgeven.

Elke treinrit was een beproeving. Vaak lukte het me om zonder noemenswaardige ademhalingsproblemen in Brussel te komen, maar net zo vaak lukte het me ook niet.

Bij het instappen lette ik er meestal op dat collega's mij niet zagen, zodat ik zeker alleen zou zitten. Zo graag zou ik tijdens de 2 uur durende rit 's morgens en 's avonds samen met hen keuvelen en lachen, over het werk, het sociale leven, wat dan ook ... maar ik durfde niet, bang voor een aanval. Immers, wanneer mijn paniek om welke reden dan ook in de trein de kop opstak, rende ik naar het toilet of ging ik in mijn eentje op de trap tussen twee wagons zitten tot ik weer een beetje controle over mijn ademhaling kreeg. Op zulke momenten had ik geen idee waar ik was, wie er in de trein zat of wat ik aan het lezen was. Ik verdronk in mijn angst en kon dan alleen maar denken: 'ik moet hier uit'. Bij collega's in een afgesloten wagon zitten was op een slechte dag dus geen optie, want er was op zulke momenten geen enkele sprake van ratio. Mijn instinct nam het dan volledig over, het maakte niet uit of het mijn eerste, tiende of duizendste paniekaanval was.

Nu begrijp ik dat ik destijds, door mijn drukke leven en professionele keuzes, vaak afgeleid werd van het eigenlijke hyperventileren. Het advies van mijn arts werkte dus wel. Het gevoel van voldoening dat ik uit mijn werk haalde en de fantastische band met mijn collega's op de werkvloer leken gaandeweg de belasting van mijn hyperventilatie te temperen. Onder hoge druk presteerde ik immers goed. Dat verklaarde ook waarom ik instinctief altijd voor flinke uitdagingen koos en mijn grenzen aftastte: het werkte voor mij als therapie.

Maar 's nachts en tijdens de rustige momenten in het weekend of op vakantie kwam de hyperventilatie vaak weer hevig opzetten.

Uitdagingen aangaan en mijn geest bezighouden vormden – hoe vermoeiend dat ook werd – de enige oplossing voor mij. Maar die keuzes waren een vlucht voor mijn überangst!

Nu weet ik dat het nodig is om tijdens paniekmomenten letterlijk en figuurlijk stil te blijven staan. Wanneer je stilstaat, je angsten onder ogen durft te zien en tegelijk de juiste ademhaling toepast, kan je lichaam tot rust komen zodat je mentaal en fysiek weer in balans komt. Destijds was de angst echter nog te groot en overheerste het paniekgevoel. Misschien was ik toen ook nog niet klaar om de confrontatie met mezelf aan te gaan.

Ik besef dat er veel chronisch hyperventilanten zijn die de kracht niet meer hebben om beroepsmatig actief te zijn, hoe graag ze dat ook willen. Ze zijn opgebrand, genoodzaakt thuis te blijven en moeten zich vaak met medicatie laten ondersteunen. Blijkbaar was en ben ik gezegend met een hogere energiedrempel. Maar ook mijn grenzen zijn beperkt en ik was die grenzen duidelijk aan het overschrijden, mijn energie raakte uitgeput.

In 2008 werd mijn wereld door een traumatisch voorval aan diggelen geslagen. Ik verloor mijn echtgenoot bij een fietsongeluk. Een mokerslag, want ik was na 32 jaar samenzijn mijn grote liefde en mijn veilige haven kwijt. De vader van mijn kinderen, mijn rots in de branding die mijn angsten door en door kende, was er niet meer. Niet te bevatten.

De grond zakte onder mijn voeten weg en ik kon me gewoon niet voorstellen hoe ik verder moest zonder hem. Mijn gezin was altijd de basisreden van mijn bestaan geweest. Hen mocht het aan niets ontbreken, want dan had ik gefaald in mijn eigen geluk en in dat van hen. Ik kwam uit een warm nest waar altijd veel liefde was, waar mama ons met alle zorg opving, waar papa de held was, waar veel vrienden over de vloer kwamen en het altijd plezierig vertoeven was. Die geborgenheid, gezelligheid en openheid wilde ik mijn eigen gezin ook bieden. Dat was geen opgave; ik genoot er met volle teugen van om mijn kroost te zien genieten. Het huis was een veilige haven, de kinderen waren mijn kleine goden, en met mijn man kon ik uren aan tafel filosoferen, de werkdag doornemen, toekomstplannen maken.

Was het altijd perfect? Bijlange na niet, maar elkaar begrijpen en graag zien, een beetje het 'wij tegen de wereld'-gevoel, dat was wat telde voor mij, daar haalde ik alle kracht uit, zeker op dagen dat het moeilijk ging.

Door zijn plotselinge overlijden viel die veilige wereld, ons schuiloord, ineens helemaal weg. Er waren zoveel vragen, van mij en van de kinderen, waar je niet bij stilstaat wanneer je elkaar bij leven ziet, zoveel vragen waar we nooit meer antwoorden op zullen krijgen.

Niets deed er nog toe voor mij en de paniekaanvallen sloegen heviger toe dan ooit. Ik had mijn emoties niet meer onder controle en ik moest mijn demonen vanaf nu alleen het hoofd bieden; er waren geen vluchtroutes meer.

Tijdens dit lange verwerkingsproces kreeg ik de steun van een dierbare vriend die mij, zonder oordeel of vooroordeel, troost bood en mij duidelijk maakte dat ik me niet langer moest schamen voor mijn hyperventilatie, want ik had er toch nooit zelf voor gekozen? Stap voor stap ging hij samen met mij de uitdaging aan om mij weer zonder masker te leren functioneren. Hij werd een wijze vriend voor het leven.

Precies een maand na het overlijden van mijn man ging dan ook dat masker definitief af. Er was geen alternatief meer. Ik zou er anders mentaal onderdoor gegaan zijn, net nu de kinderen mij het hardst nodig hadden. Ik moest verder en ik nam de beslissing dat het ook anders zou gaan deze keer, dat ik weer volledig mezelf zou leren zijn, als het moest mét, maar het liefst zónder mijn ademhalingsprobleem.

Geen uitvluchten of leugens meer. Ik wilde me niet langer afsluiten omdat ik een chronisch hyperventilant was. Het interesseerde me ook niet langer of mensen mijn ademhalingsproblemen en angsten begrepen, of dat ze mij omwille van mijn openheid in een of ander hokje wilden stoppen. Ik wilde er niet langer alleen maar bij horen als ik daar offers voor moest brengen, ik hoefde niet langer bij iedereen geliefd te zijn, en ik wilde vooral niet meer perfectionistisch zijn. Ik wilde alleen mezelf terugvinden.

Mijn verstikkende geheim had me immers al veel te lang een groot deel van mijn leven afgenomen. Ik besloot ook 's nachts niet langer te vechten tegen de aanvallen en voor het eerst nam ik slaapmedicatie. Die gaf me de rust die ik dringend nodig had.

Maar theorie en praktijk liggen vaak ver uit elkaar. Ondanks mijn nieuwe levensinstelling, die ik tot de dag van vandaag trouw gebleven ben, verbeterde mijn situatie weinig. Na al die jaren van hyperventileren besloot ik de situatie te aanvaarden zoals die was. Ik vond de echte oorzaak van mijn hyperventilatie niet, dus kon ik alleen maar accepteren dat het nooit fundamenteel beter zou gaan. Ik was moe en kreeg steeds meer het gevoel onder een stolp te leven, er niet echt te zijn. Mezelf oppeppen met humor en optimisme werd steeds moeilijker. Het leven had een groot deel van zijn glans verloren.

Op zoek naar antwoorden

In 2010, op een verjaardagsfeestje van mijn neefje, was ik op het juiste moment op de juiste plek. Ik kwam in contact met een vrouw die net een vierjarige opleiding tot gezondheidsconsulente had gevolgd. Zij vertelde enthousiast over de intensieve cursussen anatomie en pathologie, aangevuld met vakken als voetreflexologie, dieptemassage, voedingsleer, voedingssupplementen, psychologie enzovoort. Stuk voor stuk vakken die mij zeer interesseerden.

Dus besloot ik op mijn 48ste weer te gaan studeren. Ik vermoedde dat ik daardoor de oorzaak van mijn hyperventilatie zou kunnen vinden en dat zou blijken dat mijn probleem niet alleen maar tussen mijn oren zat, zoals me tot dan was voorgehouden.

Mijn psyche had ik door de jaren heen al uitgebreid onderzocht. Als je een mentale oorzaak voor hyperventilatie wilt vinden, dan vind je die ook. Maar die zelfanalyse en zelfkennis verbeterden mijn ademhaling niet. Dus moest ik elders gaan zoeken.

Ik wilde exact begrijpen wat er bij hyperventilatie fysiek aan de hand is. Door zelfstudie had ik intussen begrepen dat het niet waar is dat chronische hyperventilatie onschadelijk is. Hyperventilatie pleegt wel degelijk fysiek én mentaal roofbouw op je lichaam.

Er moest een gemeenschappelijke factor zijn bij al die mensen die verkeerd ademden, of ze nu erfelijk belast waren met astma, een gevoeliger ademhalingsstelsel hadden of een trauma doormaakten. En die gemeenschappelijke factor moest en zou ik vinden.

Tegelijk met mijn opleiding tot gezondheidsconsulente ging ik dus verder met mijn zoektocht naar de juiste ademhaling, want er ontbraken nog veel puzzelstukjes.

Ik verdiepte me in de bestaande literatuur en maakte afspraken voor onderzoeken bij de Bakala Academy in Leuven, interviewde long- en hartspecialisten, deed inspanningstesten bij sportartsen, onderging controles op bloedgassen, deed hyperventilatietesten ... Mijn lijstje was lang, want ik wilde goed gedocumenteerd zijn.

Alle resultaten uit mijn zoektocht verwerkte ik in mijn eindwerk *Herademen*, het perfecte thema om mijn studie mee af te sluiten.

Op het moment dat ik mijn werk wilde finaliseren, kwam ik via via terecht bij Masha Kotousova. Ze doceerde een ademhalingstechniek waar ik nog nooit van gehoord had en bleek opgeleid te zijn door een Russische professor, Constantin Buteyko, de grondlegger van de Buteyko-methode. Ik las zijn verhaal en leerde over de wetmatigheid van Nobelprijswinnaar Bohr, op wiens inzichten de Buteyko-methode gebaseerd is. Voor het eerst in mijn leven klopte het plaatje en vielen de puzzelstukjes in elkaar.

Ik besloot haar praktijkcursus te gaan volgen in Tilburg om de Buteyko-methode onder de knie te krijgen. Op de laatste dag van de slotcursus reed ik de lange afstand van Tilburg naar Beverst, terwijl er een hyperventilatieaanval dreigde. Maar dankzij de Buteyko-methode kreeg ik de aanval voor de eerste keer bewust en snel onder controle. Ik stelde me teweer tegen de angst en ging tegen de wil van mijn ademhalingsstelsel in. Want na 40 jaar wist ik wat mijn ademhaling met mij van plan was. Dat zou deze keer echter niet lukken. Ik ademde zoals het hoorde, sprak mijn angst liefdevol toe en zei tegen mezelf dat het genoeg geweest was. Voor het eerst begreep ik wat ik deed en waarom ik dat deed.

Die dag begon ik, na 40 jaar, aan de herprogrammering van mijn ademhaling.

DEEL 2

De anatomie van de ademhaling

Misschien voel je de neiging om dit technische gedeelte over te slaan. Toch vind ik het belangrijk dat juist dit hoofdstuk goed doorgenomen wordt. Hierin wordt namelijk de kern van de ademhaling uitgelegd, waardoor de informatie die volgt in deel 3 en 4 logisch en duidelijker wordt.

In dit onderdeel worden de ademhalingsorganen, de werking van het ademhalingscentrum en de anatomie van onze hersenen bondig toegelicht. Er wordt aandacht besteed aan ons emotionele brein, met onder andere ons angstgeheugen, omdat dit brein een cruciale rol speelt bij de regulatie van onze ademhaling.

Aansluitend geef ik een kort overzicht van de werking van het zenuwstelsel. Het tempo van ons ademhalingsritme wordt immers bepaald via impulsen die de zenuwen doorgeven aan de hersenstam, waar het ademhalingscentrum zich bevindt.

De bloedgassamenstelling speelt een zeer belangrijke rol in het optimaal functioneren van allerlei cruciale processen in ons lichaam (homeostase) en wordt in dit deel even onder de loep genomen.

Inzicht in de verschillende onderdelen van het ademhalingsstelsel is zeer belangrijk, zodat we goed begrijpen waar het bij hyperventilatie misgaat en hoe we dit kunnen bijsturen en eventueel herprogrammeren.

De organen, spieren en technieken

Bij de inademing wordt ons lichaam, waaronder de huid, onze organen en onze botten, van zuurstof (O_2) voorzien. Bij de uitademing verwijderen we koolstofdioxide (CO_2), een afvalstof die ontstaat bij de productie van energie in onze lichaamscellen.

De hoeveelheid zuurstof in het bloed, ofwel de saturatie, ligt meestal tussen de 96 en 99%. Dit wil zeggen dat de hemoglobine in het bloed voor 96 tot 99% verzadigd is met zuurstof. De hoeveelheid koolstofdioxide (de afvalstof die we uitademen) in de longblaasjes en het bloed ligt tussen de 40 en 46 mm Hg, wat neerkomt op ongeveer 6,5%.

Deze O_2-CO_2-verhouding in ons bloed is nodig om onze cellen optimaal te laten functioneren. Het lichaam zal dan ook alles doen om dit evenwicht te handhaven.

a. De ademhalingsorganen

—

De organen die de ingeademde lucht passeert voordat zuurstof in onze cellen raakt, zijn achtereenvolgens: de neusholte, de keelholte, het strottenhoofd en de luchtpijp, die zich ter hoogte van de vierde en vijfde borstwervel in twee bronchiën of luchtpijptakken splitst.

Deze bronchiën vertakken zich verder in de longen tot heel fijne vertakkingen, de bronchioli genaamd. Op het einde van de bronchioli bevinden zich de longblaasjes of alveoli. Daar vindt de gaswisseling plaats.

Gaswisseling houdt in dat de ingeademde lucht via de longblaasjes wordt afgegeven aan de haarvaten (heel kleine bloedvaten) die rond de longblaasjes liggen. Het bloed in de haarvaatjes wordt hierdoor verzadigd met zuurstof, waarna dit zuurstofrijke bloed via de kleine en de grote bloedsomloop verder over het lichaam verdeeld kan worden. De uitgeademde lucht, met een hoge concentratie CO_2, verlaat het lichaam in tegenovergestelde richting, en wordt via de haarvaatjes naar de longblaasjes en verder afgevoerd.

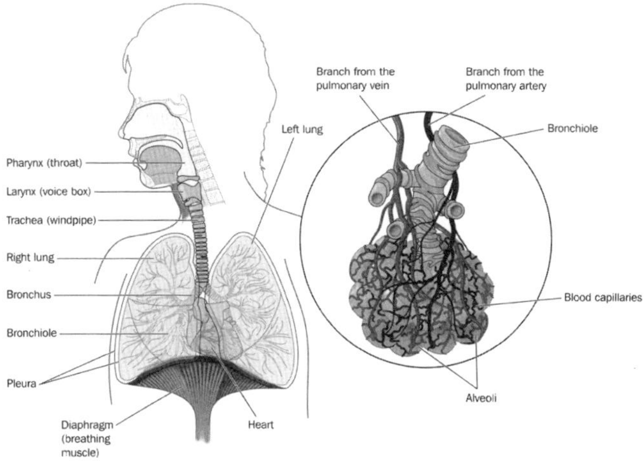

De ademhaling kan bewust worden gestuurd, bijvoorbeeld bij het uitvoeren van ademhalingsoefeningen, of onbewust plaatsvinden, als een reflex, bijvoorbeeld wanneer we slapen.

Het tempo waarmee we in- en uitademen wordt geregeld in ons ademhalingscentrum, meer bepaald in het verlengde merg van onze hersenen. Hier gaan we dieper op in bij de anatomie van de hersenen.

De ademhalingsimpuls, of de reflex om adem te halen, wordt aangestuurd door gevoelsreceptoren die onder andere in de hals en op de aorta (hoofdslagader) zitten. Deze receptoren reageren op basis van de hoeveelheid koolstofdioxide (CO_2) in het bloed.

De sensoren in de halsslagaders en in de aorta meten ook voortdurend de pH-waarde of de zuurtegraad van het langsstromende bloed. Deze informatie geven ze, samen met de informatie over het gehalte aan zuurstof (O_2) en koolstofdioxide (CO_2), door aan het ademhalingscentrum.

Op basis van deze informatie beslist het ademhalingscentrum hoe diep en snel je moet ademen om een goed evenwicht te kunnen handhaven.

Bij normaal functionerende longen is de concentratie aan koolstofdioxide in de weefsels het meest veranderlijk.

De pH-waarde van ons bloed verandert maar heel langzaam en ook zuurstofsaturatie verandert niet snel.

Het koolstofdioxidegehalte in het bloed is daarom (bijna) altijd de beslissende factor: niet het zuurstofgehalte maar het koolstofdioxide- of CO_2-gehalte in het bloed bepaalt dus ons ademhalingsritme.

Bij zware longziektes kan de zuurstofconcentratie wel de maatstaf zijn, maar dat is een ander verhaal, waar we ons nu niet in gaan verdiepen.

De afkorting AF staat voor ademfrequentie, of het aantal in- en uitademingen dat we per minuut uitvoeren. Dit gemiddelde ligt in rust op 12 tot 15 keer per minuut.

Het ademvolume is de hoeveelheid lucht die we bij elke ademhalingscyclus gebruiken en wordt afgekort als AV.

De normale waarde in rust is ongeveer 500 ml.

Als we deze twee gegevens vermenigvuldigen, komen we op een totaal van 6 tot 7 liter lucht die we per minuut in- en uitademen.

b. De ademhalingsspieren

Deze spieren ondersteunen de ademhaling bij het in- en uitademen.

Bij een gewone ademhaling zijn het middenrif, de halsspieren en de buitenste tussenribspieren de belangrijkste ademhalingsspieren.

Bij een geforceerde ademhaling, dus een diepe en/of hoge ademhaling, maken we bovendien gebruik van de buitenste schuine buikspier, de grote borstspier, de borstbeen-sleutelbeen-tepelspier, de brede rugspier en de binnenste tussenribspieren.

c. Ademhalingstechnieken

Het is belangrijk om zo nu en dan te observeren op welke manier we in- en uitademen. Dat bepaalt immers in welke mate we oppervlakkig of ontspannen ademen.

Daarom wil ik hier enkele ademhalingstechnieken toelichten die, bewust of onbewust, op verschillende momenten gebruikt worden. De Buteyko-ademhalingstechniek komt pas in hoofdstuk 4 van het boek aan bod.

Het geheim van een goede ademhaling schuilt in de manier waarop je de lucht tot bij de basis, ofwel onder in je longen brengt.

Het middenrif is wat de ademhaling betreft de grote motor die de zaak draaiende houdt, tenminste als deze spier niet door andere factoren in haar werk gehinderd wordt. Veranderingen in de buikorganen door een gezwel, spanningen, spijsverteringsproblemen als gasvorming, verstopping enzovoort, kunnen de werking van deze zeer belangrijke spier belemmeren.

Het middenrif bestaat uit spier- en vezelweefsel dat de buikholte en de borstholte van elkaar scheidt. Het middenrif doet zijn werk via het onwillekeurig zenuwstelsel. Met andere woorden: het werkt vanzelf. Maar je kunt deze spier ook bewust ontspannen en dat doe je wanneer je een correcte buikademhaling toepast.

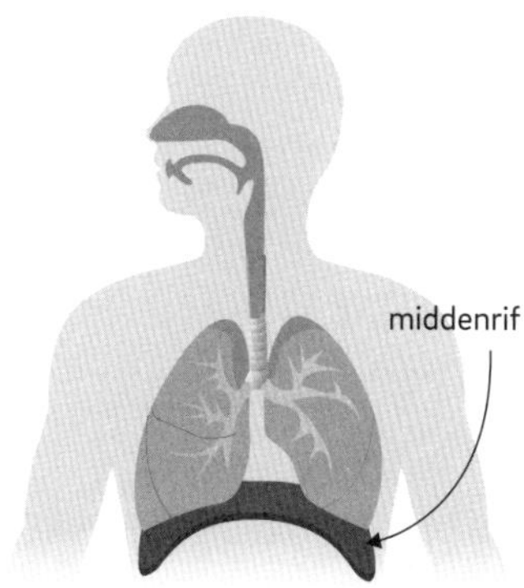

De buikademhaling is de meest ontspannende ademhaling. Om aan te voelen of je deze techniek toepast, leg je een hand op je buik en een hand op je borstkas. Bij het uitvoeren van de buikademhaling zal je borstkas bij het in- en uitademen nauwelijks bewegen, maar zal je buik bij het inademen naar voren komen en bij het uitademen terugzakken. Hierbij circuleert de zuurstof door de hele longen en masseer je gelijktijdig je ingewanden. We ademen steeds in en uit via de neus, zeer langzaam en niet te diep. Bij de buikademhaling ventileer je ook de onderste gedeelten van de long. Deze techniek is in normale omstandigheden rendabeler dan de ventilatie van de longtoppen of het bovenste deel van je longen. Daarom is de 'lage of buikademhaling' de meest aanbevolen ademhalingstechniek.

De flankademhaling vraagt enige oefening, maar is een zeer effectieve techniek om de conditie te verbeteren door het volume van de longen te vergroten. De ademhaling wordt krachtiger en je uithoudingsvermogen wordt verbeterd. Vandaar dat deze techniek vaak toegepast wordt door sporters, zangers en sprekers.

Leg je handen op je ribben aan de zijkant van je borstkas. Oefen met in- en uitademen tot je voelt dat, samen met je ribben, je flanken op en neer gaan en je je bewust wordt dat je met dit gedeelte van je lichaam ademt. Bij de inademing moeten de flanken duidelijk naar buiten gaan en bij de uitademing weer samentrekken. Adem altijd in en uit door de neus.

De borstademhaling is een hoge ademhaling. De schouders en het sleutelbeen worden opgetild en de borstkas verwijdt, de buik wordt ingetrokken en aangespannen bij het inademen. Doordat de buik strak gespannen blijft, kan het middenrif, onze grootste en belangrijkste ademhalingsspier, niet goed dalen. De buikinhoud wordt zelfs naar boven geduwd door het intrekken van de buik. Daardoor wordt het middenrif buiten werking gesteld. De borstademhaling is eigen aan het actieve leven, spanningen, stress, beweging, ageren en reageren. Deze techniek staat je toe om voor beperkte tijd kort en ondiep in- en uit- te ademen en is perfect voor inspanning bij snelle handelingen. Blijf je echter altijd kort en ondiep ademen, hoog in de borstkas en met opgetrokken schouders, dan blijf je enkel de longtoppen ventileren en kan er gemakkelijk hyperventilatie optreden. Je zuurstofsaturatie neemt immers nauwelijks toe en je verliest bij deze techniek te veel CO_2.

De rol van het zenuwstelsel en de hersenen

a. Het zenuwstelsel

—

In dit gedeelte bekijken we hoe de ademhaling tot stand komt. Hier speelt ons zenuwstelsel, dat bestaat uit het centrale zenuwstelsel (hersenen en ruggenmerg) en het perifere zenuwstelsel (alle andere zenuwen), een cruciale rol.

Onze ademhaling wordt immers gestuurd op basis van informatie die we via onze zintuigen (gehoor, reuk, smaak, tastzin en zicht) waarnemen. Die zintuigen geven hun informatie via sensorische zenuwen (gevoelszenuwen) aan de hersenen door.

De hersenen verwerken deze informatie en beslissen wat ermee gedaan wordt op basis van ons geheugen, als we een situatie al eerder meegemaakt hebben, of bij een nieuwe ervaring op basis van de interpretatie van het moment.

Deze informatie wordt vervolgens doorgestuurd via motorische zenuwen (bewegingszenuwen) aan onze spieren en klieren zodat die tot actie kunnen overgaan.

De door de zintuigen opgenomen informatie wordt via het willekeurig of het onwillekeurig zenuwstelsel aan de hersenen doorgegeven.

Wanneer de informatie via het willekeurig zenuwstelsel doorgestuurd wordt, bepalen we zelf de reactie, bijvoorbeeld door de benen te strekken, te lachen ... Willekeurig houdt in dat we onze reactie zelf kunnen sturen.

Wanneer de boodschap via het onwillekeurig zenuwstelsel gaat, vindt de reactie automatisch plaats, bijvoorbeeld bij de bloeddruk , de hartslag, de spijsvertering. Onwillekeurig wil zeggen dat we het niet kunnen sturen; het gebeurt in een reflex.

We gaan nog even verder in op de werking van ons ingenieuze zenuwstelsel, omdat dit belangrijk is bij het ontspannen of opspannen van onze spieren, waaronder ook onze ademhalingsspieren.

Zoals zichtbaar is in het schema, is het onwillekeurig zenuwstelsel onderverdeeld in twee systemen: het orthosympathisch zenuwstelsel (OS) en het parasympathisch (PS) zenuwstelsel. Het onwillekeurig zenuwstelsel geeft dus op zijn beurt de informatie die het binnenkrijgt door aan het OS of het PS.

Onder invloed van het orthosympathisch zenuwstelsel ga je dieper en sneller in- en uitademen en versnelt de hartslag, waardoor meer zuurstof opgenomen en meer CO_2 uitgeademd wordt. Het parasympathisch zenuwstelsel daarentegen laat je langzamer in- en uitademen, vertraagt zo de hartslag en maakt je rustig.

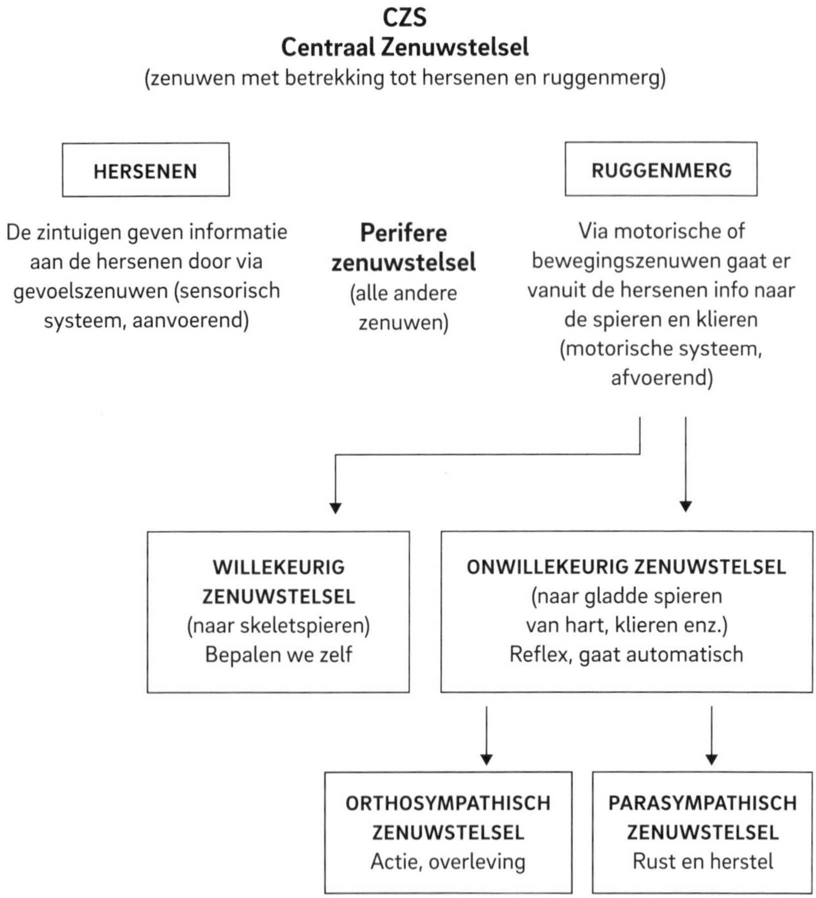

Functie van het zenuwstelsel bij de ademhaling

Onze ademhaling wordt meestal door het onwillekeurig zenuwstelsel gestuurd, tijdens de nacht bijvoorbeeld, maar ook vaak overdag. We staan er niet bij stil en ademen vanzelf. Maar we kunnen onze ademhaling ook willekeurig – met onze wil dus – beïnvloeden. Als we willen, kunnen we immers zelf de diepte en de snelheid van onze ademhaling bepalen. Zo kunnen we ons ortho- of parasympatisch zenuwstelsel beïnvloeden. Door een bewuste en rustige ademhaling kunnen we onze hartslag en ons ademhalingsritme vertragen en (meer) rust ervaren.

Vandaar dat onze ademhaling en ademhalingsoefeningen een zeer sterk wapen zijn in de strijd tegen hyperventilatie en de aanpak van ademhalingsproblemen in het algemeen.

In geen enkel ander stelsel van het lichaam komt de samenhang tussen het geestelijke en lichamelijke zo mooi tot uiting. Als er op geestelijk niveau stoornissen optreden, weerspiegelt zich dat in het lichaam.

b. De hersenen

Het zenuwstelsel speelt een belangrijke rol bij de ademhaling. Maar ook ons geheugen, dat zich in onze hersenen bevindt, vormt een belangrijke factor in de mate waarin een gebeurtenis ons ademhalingsritme beïnvloedt.

De werking van de hersenen vormt dus, naast de werking van het zenuwstelsel, een belangrijke schakel in het geheel.

Volwassen hersenen bestaan uit 6 grote delen: de grote hersenen (het cerebrum), de tussenhersenen (het diencephalon), de middenhersenen (het mesencephalon), de pons (de brug), het verlengde merg (de medulla oblongata) en de kleine hersenen (het cerebellum).

De pons, het verlengde merg en de middenhersenen vormen samen de hersenstam, die de kern is van ons ademhalingsstelsel.

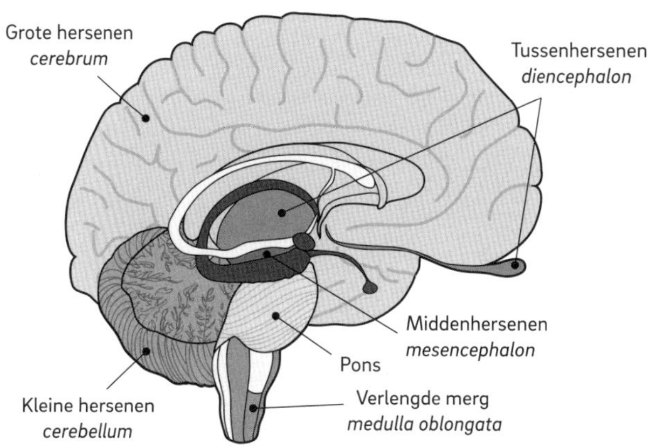

Het schakelcentrum voor het onwillekeurig zenuwstelsel in de hersenen is de hypothalamus (een klier). Die beïnvloedt op zijn beurt de hypofyse, een andere klier die verschillende hormonen produceert en de werking van enkele hormoonproducerende klieren controleert, en van groot belang is bij de ontwikkeling van een rustige of juist gejaagde ademhaling.

Onze hersenen bestaan uit drie in de loop van de evolutie gegroeide lagen, van diep in de hersenen tot vlak onder de hersenpan. We onderscheiden daarbij het reptielenbrein, het zoogdierenbrein en de hersenschors. De samenwerking of synergie tussen de drie lagen is zeer belangrijk voor het functioneren van onze ademhaling.

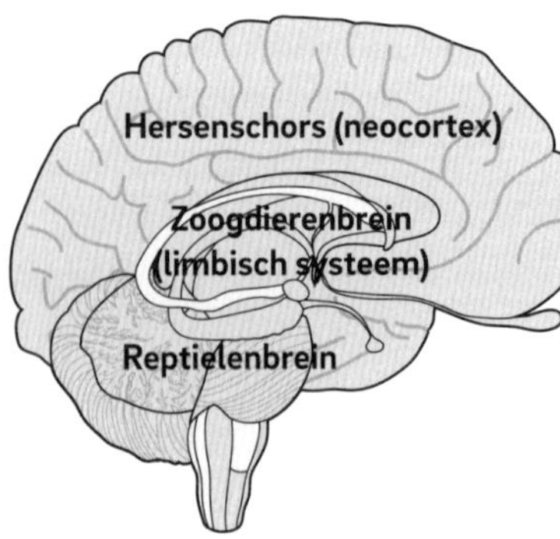

Het reptielenbrein bevat de basale of fundamentele levensfuncties zoals het ademhalingscentrum en de temperatuurregulatie van het lichaam, maar ook de hartslag en het evenwicht worden van hieruit geregeld.

Dit is het oudste deel van het brein en het bestaat uit de hersenstam en de kleine hersenen. Het reptielenbrein is cruciaal voor de regeling van onze ademhaling en het ritme van onze hartslag. Bloedingen in dit deel van de hersenen zijn vaak levensbedreigend omdat hier onze primaire levensfuncties zetelen.

Het zoogdierenbrein, het limbisch systeem of emotionele brein vormt de tweede laag in onze hersenen en ligt tussen het reptielenbrein en de hersenschors in.

Dit is de locatie in de hersenen waar de reacties op emoties gevormd en doorgestuurd worden.

In deze laag van de hersenen zetelt ons angstgeheugen en vinden we de amygdala en de hippocampus terug. De amygdala (amandelvormig hersengedeelte) ontleedt de informatie die via de zintuigen binnenkomt en koppelt daar een emotie als verdriet, blijdschap, boosheid of angst aan.

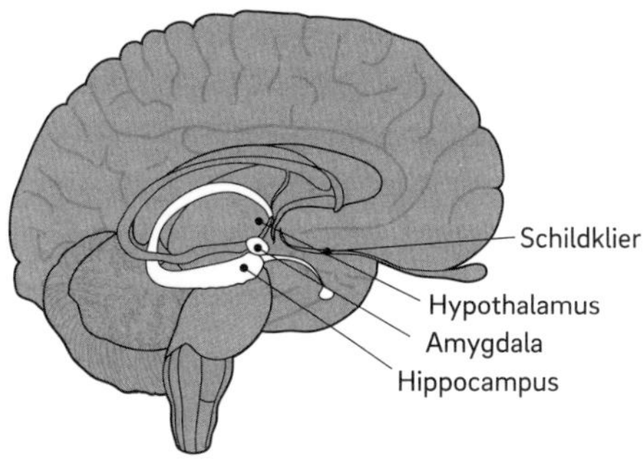

De manier waarop de amygdala reageert op binnenkomende informatie (bijvoorbeeld als je een spin ziet), hangt af van je emotionele reactie bij een vorige, soortgelijke ervaring.

De hippocampus, een andere klier in dit deel van de hersenen, heeft onze eerste reactie op die soortgelijke ervaring (angstig of ontspannen) opgeslagen en bezorgt die informatie – die kan variëren van zeer negatief tot zeer positief – aan de amygdala.

In het geval van een angstwekkende situatie zullen bij herhaalde confrontatie met deze stressveroorzaker (laten we bij de spin blijven) steeds dezelfde zintuigimpulsen in meer of mindere mate doorgestuurd worden naar de hersenen. Op aangeven van de hippocampus en via een gegroeid conditionerings- of gewenningsproces, zullen die impulsen de amygdala dan elke keer prikkelen. Die zal op termijn in soortgelijke situaties steeds sneller reageren met een angstreactie (reflex). Daarmee worden het hormoon- en stresssysteem aangejaagd en wordt het lichaam voorbereid op dreigend gevaar en kan het reageren door te vechten of te vluchten. Bij hevige angst voor spinnen zou het dus waarschijnlijk op vluchten uitdraaien.

De hersenschors vormt de buitenste laag van de hersenen, net onder de schedel. Deze laag is herkenbaar aan de diepe groeven. De hersenschors is rond de leeftijd van 25 jaar volgroeid.

Dit deel van de hersenen is betrokken bij het denkvermogen, het sociaal gedrag en de verwerking van taal. Hierdoor onderscheidt de mens zich van andere zoogdieren. Aantasting in dit deel van de hersenen zorgt voor degeneratie van deze vaardigheden en functies, zoals we bijvoorbeeld bij de ziekte van Alzheimer zien.

Voor een goede werking van onze hersenen is een optimale communicatie tussen de hersenschors, het zoogdierenbrein en het reptielenbrein zeer belangrijk.

Wanneer je te veel bezig bent met gepieker en stress, vanuit de hersenschors dus, gaan je emoties, die aangestuurd worden via je emotionele brein of zoogdierenbrein, daaronder lijden. Het reptielenbrein zal door die druk de ademhaling niet langer naar behoren kunnen reguleren.

Bij een blijvend stressvolle situatie is het evenwicht tussen de drie breinen vaak zoek.

Ademhalingsoefeningen zijn een belangrijk middel om dit evenwicht terug te kunnen vinden en de ontregeling te corrigeren. De ademhaling is dan een bewuste interventie, die een positieve invloed heeft op het reptielenbrein. In het verlengde oefent zij haar invloed uit op alle niveaus van de hersenen.

De stressreactie: het limbisch systeem en de hypothalamus worden wakker geschud

Stress is een vorm van spanning die in het lichaam van mensen of dieren optreedt als reactie op externe prikkels of stressfactoren die we met onze zintuigen waarnemen. Het is een levensreddend mechanisme. De spanning die ontstaat, wordt gevolgd door een bepaald patroon van lichamelijke reacties dat via ons zenuwstelsel vertaald wordt. Dit kan via het willekeurig of het onwillekeurig zenuwstelsel.

- Bij een *stressreactie* is er in eerste instantie altijd sprake van een *wijziging* in de omgeving door factoren die stress veroorzaken en die we via onze zintuigen ervaren.
- Vervolgens bepaalt de *hippocampus* welke *perceptie* we over deze stressfactoren hebben, en of we deze al dan niet al eerder ervaren hebben.
- Op zijn beurt komt het limbische brein met de amygdala in actie.
- De amygdala geeft vervolgens prikkels door aan het regelcentrum binnen de hersenen, *de hypothalamus.*
- Hieruit volgen automatisch de nodige lichaamssignalen via het zenuwstelsel, het hormonaal stelsel (*de hypofyse, de bijnier*) en het immuunsysteem.

De doelorganen, zoals de spieren, de ademhalingsorganen en het hart schieten in actie om een eventuele vluchtreactie mogelijk te maken. De vecht-of-vluchtreactie, hierna kortweg met vv-reactie aangeduid, wordt mogelijk door de afscheiding van onder andere adrenaline door de kliercellen van de bijnieren, door het samentrekken van de spiercellen en ten slotte door de extra aanmaak van witte bloedcellen, die zich vermenigvuldigen.

De vv-reactie van het lichaam is een belangrijk overlevingsmechanisme.

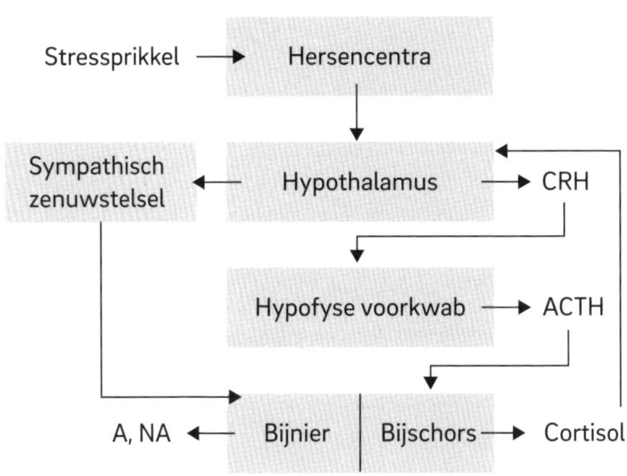

Er onderscheiden zich twee routes waarlangs de stressreactie verloopt: Via de snelle route (60 seconden, linkerzijde van de figuur hiervoor) zet de hypothalamus op impuls van het limbisch systeem (amygdala en hippocampus) het bijniermerg aan om adrenaline aan te maken, zodat er vliegensvlug gereageerd kan worden op een bedreigende situatie.

Via de langzame route (30 minuten, rechterzijde van de figuur hiervoor), of de zogenaamde HPA-as (hypothalamus-hypofyse-bijnier-as), maakt de hypothalamus ook op impuls van het limbisch systeem CRH (corticotropine-releasing hormonen) aan. Dit hormoon activeert het tweede stresshormoon ACTH (adrenocorticotroop hormoon) in de hypofyse, dat in de bijnierschors voor de aanmaak van cortisol en DHEA, twee antistresshormonen, zorgt.

Cortisol vermindert de gevolgen van de overproductie van adrenaline en legt onder normale omstandigheden de stressreactie weer stil via de hypothalamus, zoals op de tekening te zien is.

Wanneer we door een aanhoudende stresssituatie echter adrenaline blijven aanmaken, gaat de cortisolproductie in overdrive. Dan zal het tweede stresshormoon, DHEA, in actie schieten om het lichaam weer in evenwicht te krijgen.

De drie fases van de stressreactie

Op basis van de productie van adrenaline en noradrenaline, cortisol en DHEA kunnen we de duur van een *stressreactie* en de reactie hierop van ons lichaam in *3 fases* indelen, gaande van een normale reactie op stressfactoren tot een volledige uitputting van ons lichaam.

De alarmfase

De alarmfase is een onmiddellijke reactie op stressfactoren die door de amygdala en de hippocampus herkend worden. De orthosympathicus van het onwillekeurig zenuwstelsel wordt geactiveerd. Er gaan dus zenuwimpulsen naar het gladde spierweefsel van onder meer het hart en de ademhaling. De spieren trekken samen.

Adrenaline en noradrenaline zijn de belangrijkste hormonen van de alarmfase en zorgen ervoor dat het lichaam in staat van paraatheid komt. De hartslag en ademhaling versnellen, de bloedsuikerspiegel en cholesterolwaarden stijgen en de bloedtoevoer naar spieren, hart en longen stijgt, terwijl de bloedtoevoer naar de huid, spijsvertering en geslachtsorganen daalt (minder belangrijk in levensbedreigende situaties). Kortom, het orthosympathisch zenuwstelsel wordt geactiveerd.

Dit is een toestand van hoge paraatheid om te kunnen vluchten of vechten. In deze fase verbruik je een enorme hoeveelheid vitamines, mineralen, enzymen en andere essentiële voedingsstoffen die nodig zijn om het mogelijk te maken te vechten of vluchten. Om grote verliezen tegen te gaan, produceert het lichaam cortisol om de homeostase (het evenwicht tussen allerlei processen) te herstellen. Wanneer de dreiging verdwijnt, keert de rust weer en treedt herstel op. Als de belasting of stress echter langer dan enkele uren of dagen aanhoudt, begint de weerstandsfase.

De weerstandsfase

Tijdens de weerstandsfase zijn cortisol en DHEA de belangrijkste hormonen, die ervoor moeten zorgen dat alle lichaamsprocessen weer in balans raken en de stress verdwijnt. Cortisol zorgt voor een verhoging van de glucosespiegel, zodat er meer energie voorhanden is, en onderdrukt gelijktijdig het immuunsysteem omdat dat te veel energie vraagt. Die energie is nu nodig voor de vv-reactie.

Tijdens de weerstandsfase vermindert de adrenalineproductie, worden de bloeddruk en de cardiovasculaire functies gereguleerd en het verbruik van voedingsstoffen verminderd. Maar je verbruikt in deze fase nog altijd meer energie dan in normale, ontspannen toestand.

Als de belasting blijft aanhouden – en je kunt in deze fase best een hele tijd een normaal leven leiden – komen we in de uitputtingsfase en stopt de homeostatische regulering.

De uitputtingsfase
In deze fase van blijvend verhoogde stress is het voor het lichaam niet langer haalbaar om de aanpassingen zoals tijdens de alarm- en de weerstandsfase te handhaven. Door een chronisch gebrek aan vitamines, mineralen en sporenelementen, die langdurig gebruikt werden om het lichaam klaar te maken voor actie, raken onder andere ons zenuwstelsel en ons immuunsysteem verzwakt, zodat infecties vrij spel hebben. De aanhoudende belasting kan nu tot diverse levensbedreigende problemen zoals hartfalen leiden. In dit stadium ben je fysiek en mentaal volkomen op.

Oorzaken van angst

De angstreactie leunt nauw aan bij de stressreactie en ontstaat onder verschillende omstandigheden.

- Angst kan acuut ontstaan, op aangeven van de amygdala in de hersenen, en dit op een nieuwe bedreigende situatie, met alle reeds vermelde chemische reacties via de hypothalamus en de hypofyse tot gevolg.

- Angst kan ontstaan uit een conditionerings- of gewoonteproces, waardoor er telkens weer hevig gereageerd wordt op een bekende beklemmende situatie of een die als zodanig ervaren wordt. Uit angst de herinnerde angst opnieuw te beleven, ga je deze situatie vermijden zodat er uiteindelijk een 'angst voor de angst' ontstaat. Als je een bekende angstsituatie niet kunt ontlopen, ga je nog meer en dieper ademen omdat je je gevangen voelt en niet weg kunt. De ademhaling escaleert, samen met de angstgevoelens.

- Andersom kan angst ontstaan door overprikkeling van het zenuwstelsel door een verkeerd ademhalingspatroon. Overademen of hyperventileren zorgt immers voor een gebrek aan koolstofdioxide of CO_2 in het bloed – ofwel een lage CO_2-spanning – waardoor er angstgevoelens kunnen optreden.

Deze toestand van lage CO_2-spanning noemen we ook wel hypocapnie. Hypocapnie zorgt ook voor vernauwing van de bloedvaten en gebrek aan zuurstof in onze weefsels, waar je vooral last van ondervindt in de hersenen (cerebrale hypoxie).

Beperking van het gezichtsveld, een onwezenlijk gevoel of het gevoel uit jezelf te treden en alles als buitenstaander gade te slaan, zijn mogelijke symptomen. Je gaat je angstig voelen door al deze onverklaarbare fysieke veranderingen en gaat nog dieper en sneller ademen, waardoor je nog meer CO_2 verliest.

Door het stijgend tekort aan CO_2 raakt de zuurstof niet voldoende in de cellen waardoor je een steeds groter zuurstofgebrek ervaart en je als gevolg steeds sneller gaat ademen. De hypocapnie wordt in stand gehouden. De angst gaat dan over in doodsangst en totale paniek, waarbij je de controle over je lichaam en je emoties verliest.

Chemische processen bij hyperventilatie

Bij problemen in de gaswisseling, bij een slechte verhouding O_2/CO_2 of bij verzuring of alkalose van ons inwendige milieu, kan onze ademhaling ernstig verstoord raken. De effecten van deze diverse verhoudingen op ons systeem kunnen in elkaar overlopen en zo elkaar versterken of verzwakken.

a. Het belang van CO_2

'Zolang de oorzaak van de ziekte niet bekend is, kan deze niet juist behandeld worden', zei Hippocrates. Maar de oorzaak van hyperventilatie is bekend en kan dus behandeld worden!

Hyperventilatie is immers het gevolg van een tekort aan CO_2 in het bloed en in de weefsels. Aangezien we de oorzaak kennen, kunnen we de symptomen aanpakken via ademhalingsoefeningen, een krachtig instrument dat we zelf kunnen sturen.

CO_2 is de hoofdregelaar in talloze stofwisselingsprocessen. We hebben diverse functies van CO_2 reeds kort bij de angstreactie aangekaart, maar we gaan hier nog wat verder in op het belang van dit onmisbare gas. Bij een tekort ontstaan er immers verschillende storingen in ons lichaam die bepalend zijn bij een ontregelde ademhaling.

- **CO_2 is de belangrijkste indicator voor het ademhalingsritme.** Het CO_2-niveau in je bloed bepaalt immers of je ademhalingscentrum in de hersenstam een impuls tot ademen geeft of niet.
- **CO_2 is een lokale vaatverwijder**, ofwel een ontspanner voor de bloedvaten, en veroorzaakt plaatselijke vasodilatatie waardoor de bloedvaten zich mooi open kunnen zetten om het bloed onder normale druk door te laten stromen. Zo kunnen we onze hartslag en aansluitend ons ademhalingsritme in evenwicht houden.
- Op weefselniveau (hartweefsel, nierweefsel) **zorgt CO_2 ervoor dat zuurstof,** O_2 dus, **gemakkelijker loskomt van de hemoglobine**. Hemoglobine is een eiwit in het bloed waarop de zuurstof zich vastzet, een transporteur zeg maar. Zodra het zuurstofrijke bloed aankomt bij de weefsels is er een uitwisseling met een CO_2-molecule nodig om een O_2-molecule los te maken van de hemoglobine. Zo komt de zuurstofmolecule in de cel en is verbranding met glucose mogelijk om energie te leveren. Zuurstof en koolstofdioxide wisselen feitelijk van plaats.

  Dit effect van CO_2 werd vastgesteld door de Deense fysioloog en Nobelprijswinnaar voor natuurkunde Christian Bohr (1904). Het wordt dan ook het Bohr-effect genoemd. Een gebrek aan CO_2 in de weefsels zorgt er dus voor dat de zuurstof minder goed kan loskomen van de hemoglobine en dat de zuurstofvoorziening in de cellen in het gedrang komt. Een tekort aan zuurstof in de cellen zorgt ervoor dat onze organen, ons spijsverteringsstelsel, de lever, de nieren enzovoorts, minder goed functioneren.
- **Een diepe ademhaling verhoogt de zuurstofsaturatie van ons bloed bijna niet** (die is gemiddeld tussen 95 en 100% op zeespiegelniveau).

  In normale omstandigheden zorgt een diepe ademhaling er dus niet voor dat we meer zuurstof opnemen. Ze leidt er alleen toe dat we te veel CO_2 verliezen in bloed, longen en weefsels.
- **CO_2 is een kalmerende stof.** Bij een tekort aan CO_2 raken zenuw-

cellen in staat van opwinding en ervaren we een verhoogde prikkelbaarheid, onbestemde angstgevoelens, slechte concentratie en slapeloosheid.

Ook wanneer het **CO_2-gehalte slechts licht chronisch verlaagd is**, leidt dit tot **een verslechtering van de immuniteit**. Mensen met een diepe ademhaling hebben minder weerstand, lopen sneller infecties op en lijden aan chronische ontstekingen. Door de verstoring van de stofwisseling en de verlaagde immuniteit kunnen er allergische reacties optreden.

- **Als het CO_2-gehalte daalt, wordt het bloed basischer (minder zuur)** en verandert de werking van de enzymen. Enzymen zijn eiwitten die als katalysator fungeren bij talloze chemische processen in ons lichaam, zoals de spijsvertering, de stofwisseling in de hersenen, het herstel van de weefsels ... Ze kunnen alleen optimaal werken als de pH-waarde in ons lichaam goed is. Bij een verstoord zuur-base-evenwicht functioneren ze dus niet naar behoren en dat zal zich vertalen in lichamelijke problemen.

b. Het belang van de pH-waarde

De zuurgraad van ons bloed, weergegeven in pH, is afhankelijk van de verhouding tussen basische en zure stoffen die in ons bloed opgenomen zijn, ofwel het zuur-base-evenwicht.

Voor een goede werking van de diverse lichaamsfuncties is het van belang om de zuurtegraad van het bloed binnen zeer nauwe grenzen te houden.

Het neutrale punt ligt bij waarde 7, wat bijvoorbeeld bij zuiver water het geval is.

Bij de mens ligt de normale pH-waarde van het bloed tussen de 7,35 en 7,45. Ideaal is 7,41. Bloed is dus licht basisch of alkalisch, zoals je hieronder kunt zien.

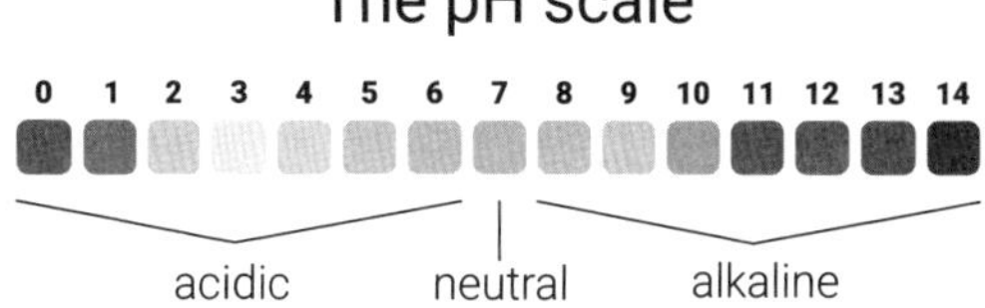

Bij bloedwaarden lager dan 7,35 pH spreken we van een zure toestand of acidose.

Is de pH-waarde hoger dan 7,45, dan spreken we van een basische of alkalische toestand (alkalose).

Een basische toestand is zelden of nooit belastend voor het lichaam. Integendeel, die werkt meestal gezondheidsbevorderend.

Een zure toestand of acidose is wel zeer belastend voor ons lichaam en onze ademhaling. Naargelang de ernst van de verzuringsgraad kan die zelfs levensbedreigend worden.

Het lichaam in actie bij afwijkende pH-waarden

Ons lichaam biedt bij duidelijke afwijkingen van de pH-waarden door lichamelijke (metabole) of door ademhalingsgerelateerde (respiratoire) oorzaken extra ondersteuning via:

- een ingenieus **buffersysteem** in de lichaamsvloeistoffen dat zuren of basen kan neutraliseren door ze te binden, met als belangrijkste buffer bicarbonaat
- de nieren die zuren of basen via **de urine** uit het lichaam verwijderen
- ons ademhalingsstelsel, dat het verstoorde evenwicht tussen zuren en basen kan herstellen doordat we **veel of juist minder gaan ademen.** Bij hyperventilatie (overademen) worden zuren afgevoerd, bij hypoventilatie (onderademen) worden zuren vastgehouden.

De pH-waarde van het bloed vormt een norm voor de gezondheid van ons lichaam en normaal gesproken wijken die waarden zelden veel af. Zoals gezegd maakt het lichaam gebruik van buffers om dit pH-neutraal evenwicht te handhaven.

Wanneer er door blijvende verzuring echter een gebrek aan deze natuurlijke buffers ontstaat, zal het lichaam andere basendepots aanspreken. Het zal onder andere calcium onttrekken aan de botten, haarbodem en tanden om de overvloed aan zuren te neutraliseren in een poging zo alsnog de pH-waarde van het bloed te herstellen.

Daarnaast worden er mineralen en vitaminen uit het lichaam geroofd om een blijvende afwijking te neutraliseren. Bij aanhoudende verzuring kan er op termijn een chronisch tekort aan vitamines en mineralen ontstaan.

Wanneer op dit niveau de zure afvalstoffen die we opnemen uit onze voeding, het milieu, uit alcohol, medicijnen enzovoort, niet meer geneutraliseerd kunnen worden, gaan deze zuren aan elkaar klitten en vormen ze slakken, die zich in ons bindweefsel vastzetten.

Op die manier probeert het lichaam het bloed pH-neutraal te houden. De slakken hebben immers geen invloed op de bloedwaarden. Als deze slakken niet afgevoerd worden door aanvoer van nieuwe basen via de voeding of door het drinken van water, en het zuur-base-evenwicht dus niet hersteld wordt, kan de werking van ons immuunstelsel in het gedrang komen. Slakken zetten zich immers vast en verstarren ons bindweefsel, waardoor de doorbloeding, het zuurstoftransport en de afvoer van andere afvalstoffen belemmerd wordt.

Terzijde: we weten dat kankercellen goed aarden in een zuurstofarme, suikerrijke en verzuurde omgeving (Nobelprijswinnaar geneeskunde, Otto Warburg 1931, anaerobe glycolyse). Dit wil zeggen dat kankercellen zich voeden met suiker en dat ze geen zuurstof nodig hebben om te functioneren.

Het is dus zeer belangrijk dat we de verzuring van ons systeem een halt toeroepen en aansluitend onze ademhaling normaliseren.

Beweging (voor zuurstofsaturatie), een correcte ademhaling (voor zuurstof in de cellen) en voldoende basische voeding (voor ontzuring) zijn essentieel voor de gezondheid van onze lichaamscellen.

Wat zijn de belangrijkste oorzaken van verzuring van ons lichaam en wat kunnen wij aan dat verzuringsproces doen?

Oorzaken van verzuring

- **Metabool (lichamelijk):** ziektebeelden zoals diarree, braken, diabetes (snellere verzuring door groot verlies van basen).
- **Milieuvervuiling, slechte binnenlucht.**
- **Stress.**
- **Te weinig beweging**, maar ook overmatig sporten werkt verzurend.
- **Verarmde bodem** waarop gewassen geteeld worden levert ons te weinig mineralen.
- **Slechte eetgewoonten** en het eten van verzurende voeding zoals suikers, fastfood, een overdaad aan eiwitten (vooral in varkensvlees) ...
- **Te weinig nachtrust** geeft het lichaam geen tijd tot herstel.
- **Roken, alcohol.**
- **Veroudering,** natuurlijke slijtage van het metabolisme.

Behandeling van verzuring

- **Metabole, dus lichamelijke oorzaken** laten we het best via de reguliere geneeskunde behandelen. Aanvullend werkt een juiste ademhaling altijd gezondheidsbevorderend.
- Het buitenmilieu kunnen we niet beïnvloeden. Ons huis degelijk **luchten** en gezonde huishoudproducten of verven gebruiken kunnen we wel.
- **Stress** aanpakken en er voor zorgen dat we voldoende nachtrust krijgen is ook een haalbare kaart.
- **Beweging** is een must voor een goede gezondheid en **voldoende water** drinken zorgt ervoor dat er een goede afvoer van zuren uit ons lichaam mogelijk is.
- **Voeding** is een zeer belangrijk element in het hele verzuringsproces. We kunnen hiermee dus zelf onze zuurtegraad beïnvloeden. Biologische voeding heeft de voorkeur. De extra sproeistoffen die gebruikt worden op niet-biologische producten werken

verzurend en hierdoor gaat het effect van alkaliserende voeding grotendeels verloren.

Alles wat via de slokdarm naar onze maag en darmen gaat, krijgt tijdens het stofwisselingsproces een zuur- of basevormend effect. Elk voedingsmiddel laat na het verteren dus basische of zure elementen in ons bloed of in onze weefsels achter.

Of een voedingsmiddel zuur of basisch (alkalisch) reageert wordt afgemeten aan de zogeheten PRAL-waarde ervan. PRAL staat voor Potential Renal Acid Load, de geschatte potentiële zuurbelasting op het lichaam per 100 gram van dat voedingsmiddel. Voedingsmiddelen zoals vlees, vis, eieren, kaas, boter laten bij verbranding zuren in het lichaam achter. We noemen ze verzurende voeding. Groenten, fruit, aardappelen laten basen achter in het lichaam. We noemen deze voeding alkaliserend.

Verzurende voeding bemoeilijkt de opname van nuttige voedingsstoffen uit ons eten, omdat zuren de lichaamsprocessen belemmeren die voor deze opname nodig zijn.

Verder in dit boek komen we in detail terug op voedingsmiddelen en/of -supplementen die onze ademhaling kunnen ondersteunen, maar op deze voedingsschijf zien we al duidelijk welke voedingsmiddelen verzurend of ontzurend (alkaliserend) werken.

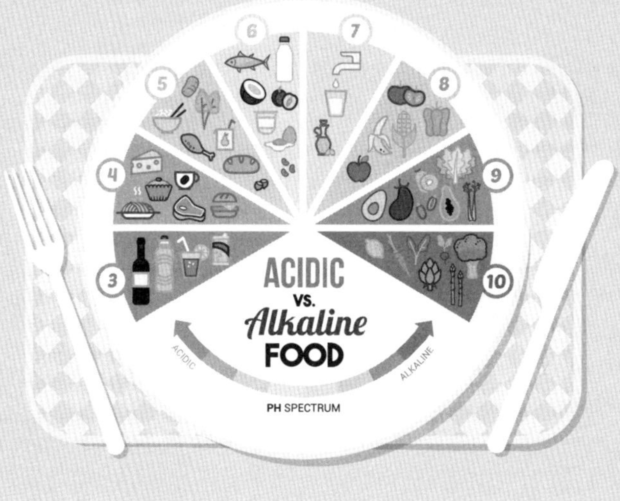

- Niet alleen onze voeding vormt een bron van zuren en basen, ook **onze ademhaling** is mede bepalend voor de pH-balans in ons systeem.
  Verzuring en alkalisering beïnvloeden onze ademhaling. Als onze pH-waarde dreigt te dalen (acidose) en we verzuren door lichamelijke oorzaken zoals buikloop, diabetes type I of zeer intensief sporten, kan ons lichaam dit compenseren door het CO_2-gehalte in het bloed te laten dalen door middel van hyperventilatie.
  CO_2 is immers een zuur en door veel uit te ademen verminderen we de zuurgraad.
  Als onze pH-waarde dreigt te stijgen (alkalose), bijvoorbeeld bij een slechte werking van de nieren, kan ons lichaam dit compenseren via hypoventilatie (onderademen of heel weinig ademen), om zo de CO_2 in ons lichaam te houden, en het bloed weer wat zuurder te maken.
  Een goede ademhaling kan de pH-waarde van het bloed dus beïnvloeden en acidose of alkalose verhinderen.

Bij hyperventilatie daalt de pH-waarde door het grote verlies van CO_2 en toch gaat de hyperventilant meer ademen. Wanneer we gedurende een langere periode te diep in- en uitademen (hyperventileren), nemen we in verhouding niet meer O_2 of zuurstof op, maar verliezen we te veel CO_2 of koolstofdioxide. Aangezien CO_2 een zuur is, wordt ons bloed alkalisch. Omdat onze ademhaling hiervan de oorzaak is spreken we bij deze ademhalingsstoornis van een respiratoire alkalose.

Als antwoord op de alkalose gaat het lichaam de productie van melkzuur opvoeren, zodat de pH weer in evenwicht komt. Een schitterend mechanisme om ons innerlijk milieu in evenwicht te houden.

Chronische hyperventilanten blijven echter overademen, met een chronisch tekort aan CO_2 tot gevolg, waardoor hun bloed te basisch wordt en ze constant melkzuur aanmaken. Niet alleen gaan ze meer ademen door het gebrek aan CO_2 in hun lichaam, ze zullen ook hun ademhalingstempo extra verhogen om de zuren weer kwijt te raken. Zo raken zij in een dubbele vicieuze cirkel van diepe ademhaling.

Het spreekt voor zich dat de hyperventilant alle belastende en zuurvormende factoren uit voeding en andere bronnen moet vermijden om een verdere verhoging van het ademhalingstempo – in een poging om de zuren kwijt te raken – te voorkomen.

Op basis van mijn eigen ervaringen heb ik het hyperventilatieproces opgedeeld in vijf gradaties. Die maken de fysieke en mentale veranderingen die de chronische hyperventilant ervaart herkenbaar, zowel in duur als in intensiteit. Hierdoor lijken de symptomen die hij ervaart mogelijk minder bizar en beangstigend, en beseft de hyperventilant wellicht dat die gevoelens normaal zijn en voortvloeien uit een fout ademhalingsproces. Uit eigen ervaring weet ik dat het voor de hyperventilant heel belangrijk is een referentiekader te hebben.

Het zou uiteraard wenselijk zijn dat iedere hyperventilant op maat begeleid wordt door een ervaringsdeskundige, maar dat is een utopie. Nu wordt hij spijtig genoeg maar al te vaak naar huis gestuurd met de diagnose 'stress', een recept voor 10 behandelingen bij de kinesist (in Nederland de fysiotherapeut) en eentje voor een dosis kalmeringsmiddelen. En daar moet hij het mee doen, want 'het zit tussen zijn oren'. Met een beetje geluk heeft je arts ervaring met chronische hyperventilatie en zal hij je technisch laten ondersteunen met ademhalingsoefeningen, maar daar blijft het dan meestal bij.

Als je echter paniekaanvallen niet aan den lijve en over een lange periode ervaren hebt, is het onmogelijk de impact die ze op je lichaam hebben tot in de kern te begrijpen of te beschrijven. Dan mag je nog de beste arts zijn. Tijdens een aanval ervaart de hyperventilant immers een overvloed aan beangstigende fysieke veranderingen (hartslag verhoogt, spieren spannen op, zuurstofgebrek ...) en is er gelijktijdig sprake van een zeer complexe mentale belasting.

Hyperventilatie is altijd een verhaal dat start met te veel (hyper)ademen (ventileren).

Niet iedereen die hyperventileert ondervindt er hinder van. De gradatie of categorie van hyperventileren bepaalt wanneer overademen een probleem vormt en in welke mate je de problemen ervaart.

De vijf gradaties van hyperventilatie

Eerste gradatie: occasionele hyperventilatie met snel herstel

Je hebt mensen die een perfecte ademhaling hebben, en enkel hyperventileren bij een spannende gebeurtenis, tijdens het sporten of bij een nare ervaring. Hun lichaam herstelt zich snel na het voorval.
Je hebt in deze gradatie de sporters die hyperventileren tijdens de inspanning, maar die door een correcte ademhaling door de neus niet verzuren en snel herstellen na hun training.
Sporters die zwaar door de mond hyperventileren tijdens de inspanning en verzuurde spieren overhouden na hun training omdat ze verkeerd ademen, horen in de tweede gradatie thuis.

Tweede gradatie: lichte hyperventilatie met trager herstel

We onderscheiden een groep mensen die geregeld hyperventileren (licht overademen) zonder dat ze er echte klachten van ondervinden. Zij hyperventileren telkens als ze een examen moeten afleggen, een vliegtuig nemen, te veel eten of deadlines moeten halen. Ze keren nadien minder snel terug naar hun gewone ademhalingspatroon. De kans bestaat dat ze, wanneer ze regelmatig in diverse omstandigheden hyperventileren, op termijn last krijgen van de chemische onbalans die wordt veroorzaakt door de foutieve ademhaling. Deze gradatie wordt soms een voedingsbodem voor chronische hyperventilatie, maar het kan net zo goed bij korte ervaringen blijven. Fysiek kan je spijsvertering even overhoop liggen, je kunt een wat slap gevoel in je benen en een licht tintelend gevoel rond de mond hebben, voelt je wat licht in het hoofd of gaat transpireren. Deze symptomen verdwijnen wanneer de ademhaling zich herstelt.

Derde gradatie: verborgen hyperventilatie met pathologische gevolgen

In deze categorie vallen de ziektebeelden als burn-out, fibromyalgie of CVS (chronischevermoeidheidssyndroom) waar meestal hyperventilatie niet als hoofdklacht ervaren wordt. Deze aandoeningen zijn vaak wel het resultaat van verborgen hyperventileren. De verzuurde spieren, de vermoeidheid en de spijsverteringsproblemen zijn het gevolg van een verstoorde ademhaling. Vaak wordt er bij deze patiënten ook bijnieruitputting vastgesteld. Zij hebben tijdens hun drukke leven vaak jarenlang op adrenaline geleefd, tot ze het signaal kregen dat het 'op' was. Bij blijvende stress raakt het lichaam uitgeput doordat de bijnieren de productie van cortisol niet meer kunnen bijbenen.

Vierde gradatie: ernstige hyperventilatie met angst- en paniekaanvallen

Bij deze gradatie hebben hyperventilanten wel degelijk last van de foutieve ademhaling. Ze ervaren geregeld een tintelend gevoel in de handen of rond de mond, moeten vaak geeuwen, ontwikkelen een vaag angstig gevoel, ademen hoog en snel en kunnen steeds moeilijker ontspannen. Die symptomen kunnen op dit niveau escaleren in een eerste zware hyperventilatieaanval, gevolgd door een paniekaanval. De ontregelde ademhaling kan zich hier echter ook uiten in een emotionele aanval, gevolgd door huilbuien of hysterie. Door een steeds groter wordend gebrek aan CO_2 begint het zenuw-, het spier- en spijsverteringsstelsel immers al meer last van spanning te ondervinden. Hier is het met behulp van ademhalingsoefeningen echter nog vrij gemakkelijk om in te grijpen en bij te sturen. De verstoorde ademhaling zit op dit niveau nog niet ingebakken in het emotionele brein, waarover later meer uitleg.

Vijfde gradatie: chronische hyperventilatie

Tot slot heb je de hyperventilanten die de vorige stadia gepasseerd zijn. Zij vonden – vaak jarenlang – geen oplossing op maat voor hun ontregelde ademhaling. Deze mensen hyperventileren chronisch, dag en nacht, en zijn gevangenen geworden van hun eigen ademhaling. Ze slapen slecht, ervaren regelmatig paniekaanvallen en vertonen vermijdingsgedrag. Ze hebben vaak het gevoel buiten zichzelf te treden, er niet te zijn, een gevoel dat veroorzaakt wordt door zuurstoftekort in de hersenen. Ze zijn steeds op hun hoede, zoeken vluchtroutes om te kunnen overleven en ervaren vaak doodsangst. Ze stikken immers constant een klein beetje, zonder dat iemand er iets van merkt. Ademen, en vooral inademen, vraagt op dit niveau een constante bewuste inspanning omdat het middenrif niet meer spontaan ontspant en de ademhaling hierdoor belemmerd wordt. Ademen voelt in deze gradatie als de klok rond werken.
Sommigen van hen blijven tegen wil en dank heel actief om zo hun hyperventilatie te ontvluchten, anderen zijn uitgeput en voelen zich genoodzaakt medicatie te nemen om op die manier rust te vinden en niet in een depressie verzeild te raken.

Ik behoorde tot de laatste categorie. Ik had heel veel symptomen die met de jaren steeds in ernst toenamen, symptomen die ik in de beschikbare literatuur niet beschreven zag zoals ik ze ervoer. Dus wist ik ook niet of ze 'normaal' waren. We spreken immers over 1978.

Die akelige onbestemde angst die vaak zonder aanwijsbare reden om me heen spookte, ik had geen idee waar ze vandaan kwam en ik durfde ze niet aan buitenstaanders te beschrijven omdat ze me dan vreemd zouden aankijken. Ook de artsen die ik consulteerde wuifden mijn klachten weg alsof ze niet echt waren.

Nu weet ik dat ik door chronisch te hyperventileren zuurstofgebrek in mijn hersenen veroorzaakte, waardoor ik overdag voortdurend een drukkend, mistig, onwerkelijk en beangstigend gevoel had. Het leek alsof ik buiten mijn lichaam stond en alles van een afstand waarnam, een toeschouwer was. Focussen werd steeds moeilijker.

Vaak stokte mijn ademhaling ook, gevolgd door een plotse ademschok. Onbewust was ik dan blijkbaar weer een tijdje gestopt met ademen omdat mijn CO_2-niveau te laag was. Omdat ik toen niet wist wat er met me gebeurde, schoot ik telkens opnieuw in paniek. Die paniek resulteerde vaak in angstaanvallen, zowel overdag als 's nachts.

Op termijn volgde steeds een gevoel van uitputting. Ik wilde alleen slapen, maar mijn lichaam kwam niet meer tot rust.

c. Bloedgassen

Op basis van de waarden van bloedgassen in het arteriële of slagaderlijke bloed kan een arts zien of zich problemen vormen met de longen (respiratoir) of met bijvoorbeeld de nieren (metabool).

Via bloedonderzoek kan hij ook vaststellen of het bloed te zuur of te basisch is en of onze pH-waarden op peil zijn.

Ook kan hij zien of de CO_2-O_2-verhouding in orde is en of we voldoende buffers (in de vorm van bicarbonaten) hebben. Bij chronische hyperventilatie kunnen deze onder de waarde liggen en is de CO_2-waarde meestal te laag. De saturatie blijft meestal normaal.

Referentiewaarden voor bloedgassen:

- pH: 7,35 - 7,45 (zuurtegraad)
- pO_2: 10,0 - 13,3 kPa of 75 - 100 mm Hg (zuurstof)
- pCO_2: 4,7 - 6,4 kPa of 35 - 45 mm Hg (koolstofdioxide)
- HCO_3- (bicarbonaat): 22 - 26 mmol/L
- Base Excess: -2 - 2 mmol/L
- O_2-saturatie: 95 - 100% (verzadigingsgraad hemoglobine met zuurstof)

d. Aerobe of anaerobe verbranding bij hyperventilatie

Elke vorm van bewegen vergt 'brandstof', een kachel heeft kolen nodig om vuur te geven.

De mens heeft drie soorten brandstof – koolhydraten (suikers en zetmeel zoals in pasta, brood enz., die worden afgebroken tot glucose), vetten en eiwitten – die tijdens verschillende verbrandingsprocessen kunnen worden gebruikt om energie te leveren. Deze verbranding kan zowel met als zonder zuurstof plaatsvinden. Welk verbrandingssysteem ons lichaam gebruikt hangt af van de intensiteit van de inspanning en de beschikbaarheid van zuurstof in verhouding tot de inspanning (fysieke conditie).

Bij aerobe verbranding of verbranding met zuurstof worden er vooral glucose en/of vetten gebruikt om energie aan onze spieren te leveren. Dit gebeurt naargelang de mate waarin inspanning geleverd wordt.

Normaal gezien is er voldoende glucose in het lichaam aanwezig en is er een constante toevoer van zuurstof, zodat we zeer lang lichte tot matige aerobe inspanning kunnen leveren. De kleine hoeveelheid melkzuur die als restproduct ontstaat bij de verbranding van glucose, wordt probleemloos meeverbrand tijdens de inspanning. Hoelang we aeroob energie kunnen leveren, hangt af van onze conditie en de diepte van de ademhaling.

Bij de anaerobe verbranding of de verbranding zonder zuurstof wordt enkel energie geleverd door middel van verbranding van glucose (suikers). We schakelen van aerobe verbranding over op anaerobe verbranding in de cellen, wanneer de zuurstofvoorziening de hoge inspanning niet meer kan bijbenen. Kortom, we hebben te lang en te veel uitgeademd en zo te veel CO_2 verloren. Door het CO_2-gebrek kan er immers heel moeilijk uitwisseling van zuurstof in de cel plaatsvinden. Zonder zuurstof is er geen goede verbranding van glucose meer mogelijk voor de energieproductie.

Het lichaam kiest dan zelf voor een vorm van energieproductie zonder zuurstof en gaat extra melkzuur aanmaken. Dit gaat het verder alkaliseren van ons bloed door het grote verlies van CO_2 tegen. In kleine hoeveelheid vormt dit geen probleem, maar bij langdurige productie van melkzuur verzuren de spieren en moet de inspanning uiteindelijk opgegeven worden.

DEEL 3

Ademen als mentaal proces

In dit hoofdstuk wil ik het mentale proces van de bewuste ademhaling toelichten. We bekijken hoe we deze oerkracht kunnen beïnvloeden door een positieve instelling, betere eetgewoonten, meer beweging in de openlucht en ademhalingsoefeningen.

Wat ademen betekent voor alle leven

Ademhalen is de enige lichaamsfunctie die zowel onbewust (vanzelf of onwillekeurig, bijvoorbeeld tijdens de slaap) als bewust (door onze wil beïnvloedbaar) is. We kunnen dus beslissen of we langzamer of sneller willen ademen.

De mens ademt zoals hij leeft en leeft zoals hij ademt. Aan zijn ademhalingsritme kun je zien of hij gejaagd of rustig is, ontspannen of gespannen, gelukkig of ongelukkig.

Ademt hij rustig, dan zal hij die rust en dat zelfvertrouwen ook uitstralen. Maar ademt hij snel en oppervlakkig door de mond, dan weet je dat hij gejaagd en onrustig is.

Een vrolijk persoon ademt dieper, een schaterlach is vaak een uitlaatklep voor zijn positieve emoties. Bij verdriet zien we de adem vaak stokken en is huilen meestal een manier om deze emotie te ventileren.

De adem is dus een uitdrukking van de gemoedstoestand die we op dat moment ervaren.

De evolutie van onze ademhaling door de eeuwen heen

In de oertijd schoot de mens in vv-modus (vluchten of vechten) als hij op jacht ging of zijn familie wilde beschermen. Stress was toen een levensreddend mechanisme. Na de actie kwam de ontspanning en ging het lichaam terug in rustmodus.

Nu schiet de mens in vv-modus door de vele stressprikkels die ons lichaam van overal binnenkomen en het tot actie aanzetten, impulsen die niets meer met de jacht te maken hebben.

De stressfactoren zijn er wel, maar de actie die zou moeten volgen om ons lichaam te ontladen blijft uit en er volgt dus ook geen herstel.

Onze natuurlijke ademhaling wordt vaak verstoord door druk die we onszelf opleggen, bijvoorbeeld om aan de verwachtingen van de maatschappij te kunnen voldoen.

We willen er gewoon bij horen, maar om erbij te kunnen horen moet je dus die druk trotseren. Deze kan positief of negatief worden ervaren, je oppeppen of uitputten, zowel mentaal als fysiek.

Wanneer de druk als negatief ervaren wordt, spreken we van een ongezonde vorm van stress.

We weten dat stress ademhalingsproblemen kan veroorzaken, onder meer als gevolg van verkramping van de ademhalingsspieren. Dat bespraken we al uitgebreid in het eerste deel van dit boek.

Maar wat we vaak niet beseffen is dat het lichaam door deze fysieke verkramping uiting geeft aan de mentale behoefte om stil te blijven staan. Stilstaan om te constateren dat er een nieuwe beweging vanuit de huidige toestand nodig is, een beweging naar verandering, op elk niveau.

Alleen door verandering zorgen we ervoor dat we verlost worden van de druk die we onszelf opgelegd hebben.

Maar verandering vraagt moed. Je moet daarvoor immers afstand doen van vaste patronen en dat kan bedreigend aanvoelen.

Spijtig genoeg luisteren we vaak niet naar de signalen van ons lichaam en blijven we in onze stressmodus hangen, met een ademhaling die synchroon loopt met onze levensstijl en ons levensritme: oppervlakkig, snel en gejaagd.

Ademen is dan een overlevingsmechanisme op zich geworden, zonder dat er gevaar dreigt. We leven bijna constant in stressmodus en raken alle extra hormonen die in dat proces aangemaakt worden niet kwijt, omdat er geen actie volgt.

De spijsvertering valt stil omdat ze bijkomstig is in de situatie die we creëren. We verteren letterlijk en figuurlijk de spanning niet. We happen naar lucht, geeuwen veelvuldig en zuchten in een poging om extra zuurstof binnen te krijgen. We voelen ons steeds meer opgejaagd en ademen sneller omdat we in ademnood zitten. We krijgen hartkloppingen, onze keel gaat dicht zitten en we ervaren angst. Ondanks het feit dat we meer ademen, komt er steeds minder zuurstof in onze cellen terecht. We verzuren, ademen vervolgens nog meer om die zuren weer kwijt te raken en daarmee is de cirkel rond.

Deze verstoring in ons metabolisme zal op termijn de nodige offers vragen van onze fysieke en mentale gezondheid, ons welbevinden, onze rust en ons evenwicht.

Kan het anders? Natuurlijk!

Als we besluiten even stil te staan en tegen de stroom in durven te bewegen, worden we ons er vaak van bewust hoezeer we ons laten meeslepen en hoe vaak we daardoor afdwalen van wie we werkelijk zijn of wat we echt willen.

In de drukte ontlopen we vaak bewust of onbewust emoties waarmee we liever niet geconfronteerd worden, maar die vlucht biedt geen oplossing. Vroeg of laat krijgen we de rekening gepresenteerd.

Het vraagt lef om gewoontes en patronen te doorbreken en bewust uit te zoeken of je wel juist bezig bent door vraagtekens te plaatsen bij wat je doet. Je moet daarvoor immers vaak je levensvisie en levensstijl analyseren en waar nodig aanpassen.

Vaak is het onze angst voor verandering die ons belemmert om door te groeien naar een betere versie van onszelf. We durven vaak niet uit dat vastgeroest patroon te stappen, dat patroon dat zo veilig en vertrouwd aanvoelt. *But the mind plays tricks with us!*

Chronische hyperventilanten zijn vaak banger voor 'de verandering' dan voor de chronische hyperventilatie zelf. De angsten die chronische hyperventilatie met zich meebrengt zijn na een tijdje bekend. Daar heeft de hyperventilant via vluchtroutes controle over. Dat denkt hij, tenminste.

Verandering betekent voor hyperventilanten vaak nieuwe angsten die ze niet kennen, angsten die ze niet aan denken te kunnen.

Daarom is het idee van verandering voor hen vaak ondenkbaar en voldoende reden om in vluchtmodus te gaan.

Maar daar ligt nu net de uitdaging. Wil de chronisch hyperventilant fysiek en mentaal in balans komen, dan moet hij aan de slag met het doorbreken van de vicieuze cirkels. Als emotionele blokkades niet opgeheven worden, kunnen het fysieke problemen worden, en andersom. Zo werkt het menselijk lichaam. Als je de fysieke problemen aanpakt, worden daarmee meestal ook de emotionele blokkades weggewerkt. Alleen dan kan er volledig herstel volgen.

Bewuste ademhaling

Bewust ademhalen is niets meer of minder dan stilstaan bij je ademhaling, haar observeren en zo nodig bijsturen.
Bewust ademen kan ervoor zorgen dat we onze innerlijke rust terugvinden doordat de spanning van het zenuwstelsel afneemt. Het zorgt ervoor dat de O_2-CO_2-verhouding in ons lichaam, samen met de zuur-basebalans, weer in evenwicht komt.

Bewust ademhalen kan onze pijn verlichten. In plaats van gespannen tegen je pijn te vechten, adem je rustig en leg je de focus op je pijn. Stel je voor dat je de pijn inademt en hem vervolgens uitblaast.

De rustige ademhaling zorgt ervoor dat je CO_2-gehalte stijgt, waardoor je spieren zich kunnen ontspannen. Hierdoor vermindert of verdwijnt de pijn.

Hoe vaker je je bewust bent van je ademhaling, hoe gemakkelijker je terug zult kunnen keren naar het natuurlijke ademritme.

Regelmatig bewust ademen of mediteren zorgt er ook voor dat je in het 'hier en nu' blijft zonder dat je gedachten eindeloos als een jojo rondspringen. Een rustige ademhaling versterkt je zenuwstelsel en je geest.

Als je consequent je ademhalingsoefeningen toepast (op weg naar je werk, op de fiets, in de auto, op het toilet, wandelend naar je bureau, in de keuken tijdens het koken, bij het uitlaten van de hond, voor het slapengaan) zul je je ademhaling herprogrammeren, krijg je je paniekaanvallen onder controle, verminder je de stress en krijg je beetje bij beetje het gevoel dat je weer baas wordt over je lichaam en geest.

Je lichaamscellen hebben immers een celgeheugen en zullen de nieuwe aanpak en de nieuwe informatie onthouden. Je zult je minder vaak angstig voelen. Door het gestegen zuurstofniveau zullen eventuele angsten zich namelijk minder gemakkelijk via het zenuwstelsel kunnen manifesteren.

Zelf beoefen ik de Buteyko-methode om bewust adem te halen. Maar voor iemand met een gezond ademhalingspatroon zijn er veel ademhalingsoefeningen en literatuur daarover te vinden.

Fysieke en mentale belasting bij (chronische) hyperventilatie

Hyperventilatie betekent letterlijk 'te veel (hyper) ademen (ventilatie)'.
Wie hyperventileert, ademt meer dan nodig. Het is belangrijk te weten dat hyperventilatie geen ziekte op zich is, maar een symptoom, een signaal dat er iets mis is.

Het stereotype van de hyperventilant bestaat niet. Iedereen kan vroeg of laat hyperventilant of zelfs chronisch hyperventilant worden.

Omgevingsfactoren, stress, gebrek aan beweging, een verkeerde sportbeoefening of een verkeerd ademritme kunnen allemaal triggers zijn om het ademhalingspatroon te ontregelen op een moment dat je er gevoelig voor bent.

In de literatuur die ik doornam, kwam ik telkens de zogenaamde typische, herkenbare psychische aard van de hyperventilant tegen: hij is een perfectionist, kan moeilijk loslaten, piekert gemakkelijk en het woord 'stoppen' staat niet in zijn woordenboek. Vervolgens staat er dan wat hij allemaal moet leren loslaten, hoe hij alles door een andere bril moet zien of hoe hij de dingen moet leren relativeren.

Bij een deel van de hyperventilanten zullen deze karaktereigenschappen kloppen, maar dat geldt zeker niet voor iedereen. Het is dus hoog tijd om af te stappen van het stereotiepe beeld van de hyperventilant.

Immers, 90% van de bevolking hyperventileert in meer of mindere mate, periodiek of chronisch (duursporters, hyperventilanten, astma- en andere longpatiënten, door omgevings- of stressfactoren, bij apneu, een verkoudheid, een verstopte neus ...).

Het kan toch niet dat al die mensen een soortgelijk karakter hebben? Natuurlijk niet!

Het hyperventilatieprobleem is veel complexer geworden doordat onze samenleving en leefomstandigheden veranderd zijn. De druk zit op de ketel, zowel financieel, sociaal, familiaal als professioneel. Een ontregelde ademhaling is daar steeds vaker een symptoom van.

In mijn praktijk krijg ik te maken met hyperventilerende kinderen en jongeren die fragiel en angstig zijn omdat ze niet weten wat er met hun lichaam gebeurt op momenten dat ze de druk niet aankunnen. Ik zie volwassenen die zeer fijngevoelig zijn, anderen met veel humor en zelfrelativering. Er zijn de piekeraars, de neerslachtige mensen die de moed verloren hebben, de norse en gefrustreerde mensen, maar ook de harde werkers die niet van opgeven weten en blijven vechten tegen de bierkaai. Allemaal verschillende types, maar allemaal komen ze voor hetzelfde probleem: ze hyperventileren.

Uitlokkende factoren bij hyperventilatie

Hyperventilatie kan getriggerd of uitgelokt worden door een onderliggend probleem als:

- stress of overbelasting, oververmoeidheid of een paniekaanval
- een verkeerde ademhalingstechniek
- suikerziekte
- astma

- zuurstofgebrek, bij bergbeklimmen, bij een zware inspanning, COPD
- longontsteking of slecht werkende lever of nieren
- hartproblemen
- belastende voeding ...

Ik richt mij in dit boek specifiek tot mensen die (chronisch) hyperventileren doordat ze een zelf gecreëerd fout ademhalingspatroon in stand houden. Ze hebben daar, vaak zelfs na een jarenlange zoektocht, geen doeltreffende oplossing voor gevonden.

De Buteyko-techniek kan echter ook bij andere aandoeningen gezondheidsbevorderend werken. Het boek is dan ook inzetbaar voor iedereen die problemen met de ademhaling ervaart.

a. Fysieke belasting

Voor sommigen zal een hyperventilatieaanval een eenmalig gebeuren zijn. We spreken pas van 'chronische hyperventilatie' wanneer je jezelf een foutief ademhalingspatroon eigen hebt gemaakt. **Een chronisch hyperventilant zit in de vicieuze cirkel van permanente hyperventilatie.** Deze kettingreactie gaan we nu specifiek bekijken vanuit het oogpunt van de chronisch hyperventilant. En we kijken naar hoe hij hierop reageert.

Het grote probleem bij chronische hyperventilatie is dat er geen duidelijk verband meer is tussen de paraatheid van het lichaam en een feitelijk dreigend gevaar.

De hyperventilant kan zich een dreiging zo levendig voorstellen dat het lichaam het onderscheid niet meer kan maken tussen echt en ingebeeld gevaar. Het lichaam reageert dus alsof het aangevallen wordt, wat in werkelijkheid niet het geval is. Dat gebeurt bij chronische hyperventilatie vaak verschillende keren per dag.

De zware fysieke inspanning waarop zijn lichaam zich via de ademhaling voorbereidt, komt er niet, maar de hersenen reageren alsof dat wel zo is. Daardoor wordt er meer koolstofdioxide uitgeademd dan het lichaam produceert, met als gevolg dat er een voortdurend tekort aan koolstofdioxide ontstaat.

Chronische hyperventilatie is dus eigenlijk een repetitieve verhoogde ademhalingsreactie op een gevaar dat er niet is. Bij chronische hyperventilatie versnelt de ademhaling en wordt deze dieper, waardoor we meer zuurstof binnen denken te krijgen. In werkelijkheid is het echter net omgekeerd.

Het is heel belangrijk om te weten dat de diepe ademhaling ons geen noemenswaardige hoeveelheid extra zuurstof oplevert. Integendeel, in het proces van de diepe ademhaling ontstaat door het aanhoudende hoge verlies van koolstofdioxide juist zuurstoftekort in onze cellen.

Hyperventilatie gaat dus niet om een tekort aan zuurstof, maar om een tekort aan koolstofdioxide.

Door het gebrek aan CO_2 (hypocapnie) ervaart de hyperventilant naast de versnelde ademhaling onder andere een verhoogd hartritme, spierspanning, angst en spijsverteringsproblemen. Hij gaat transpireren, is kortademig, voelt zich benauwd en duizelig, krijgt slappe benen en een droge mond. De angst groeit vaak uit tot paniek.

Al bij een lichte daling van het CO_2-niveau zal ook de zuurstoftoevoer naar de hersenen drastisch afnemen. Hypocapnie kan leiden tot wazig zicht, oorsuizen, geheugen- en concentratiestoornissen. Sommige hyperventilanten hebben het gevoel dat ze onder een stolp leven, dat ze niet aanwezig zijn.

Daarnaast heeft hypocapnie ook invloed op ons cardiovasculaire systeem (hart en bloedvaten), doordat het de gladde spierwanden van de bloedvaten doet samentrekken.

Het kan leiden tot hartkloppingen, koude handen en voeten en een verhoogde prikkelbaarheid van het zenuwstelsel en daardoor tot tintelingen in handen, voeten en soms ook in het gezicht. Wie chronisch hyperventileert, gaat tussendoor naar lucht happen, waardoor vaak ook maag- en darmklachten ontstaan.

Vernauwde bloedvaten, onvoldoende toevoer van O_2, onvoldoende verwijdering van toxische stoffen en het ontstaan van melkzuur door gebrek aan zuurstof, resulteren in pijnlijke en verkrampte spieren.

Al deze klachten die de chronisch hyperventilant ervaart zijn niet ingebeeld. Ze zijn het logisch gevolg van biochemische veranderingen, veroorzaakt door het CO_2-tekort.

Door regelmatig bewust te ademen en ademhalingsoefeningen consequent uit te voeren, kunnen hyperventilanten de verhouding tussen zuurstof en koolstofdioxide in hun bloed en weefsels weer in evenwicht brengen en hun ademhalingscentrum herprogrammeren.

Enkele bijzondere fenomenen bij hyperventilanten bemoeilijken echter verder het herstel van de ademhaling.

- Wanneer de ademhaling op een of andere manier te intensief is geworden, wordt er automatisch een proces in gang gezet om het te lage CO_2-gehalte te normaliseren. Normaal gesproken gaan we daartoe rustiger en langzamer ademen.
  Bij hyperventilanten verloopt dit proces trager dan normaal. Bij hen is sprake van een versterkt *vliegwielfenomeen.*[*] Hun CO_2-niveau stijgt veel minder snel na een geforceerde ademhaling dan bij niet-hyperventilanten, omdat hun ademhalingscentrum vaak geprikkeld blijft door de latente hyperventilatie. Het herstel duurt dus langer.
- Hyperventilanten hebben meestal ook een gevoeliger ademhalingssysteem, waardoor sneller een aanval wordt uitgelokt, al bij de minste ontregeling in de snelheid en diepte van de ademhaling. Vaak is deze gevoeligheid erfelijk bepaald.
- Een andere stoornis die vaak voorkomt, is een omgekeerd pCO_2-feedbacksysteem. Normaal neemt de ademactiviteit af bij een te lage CO_2-waarde in het bloed, omdat we niet te veel CO_2 willen verliezen. We ademen dus minder. Dit noemen we hypoventilatie. Een automatisch mechanisme (positief feedbacksysteem) beschermt ons tegen verdere daling van de CO_2-waarde in het slagaderlijke bloed.
  Bij hyperventilanten gebeurt vaak het tegenovergestelde. Zij hebben een omgekeerd pCO_2-feedbacksysteem (pCO_2 = partiële koolstofdioxidespanning).

---

* Beumen H.M. en Hardonck H.J., 'Hyperventilation syndrome', *J Drug Res* 1980;3;675-84.

> Een verlaging van de CO_2-waarde in het bloed, die ze verkregen hebben door te veel te ademen, veroorzaakt bij hyperventilanten juist een toename van de ventilatie, waardoor de pCO_2 verder daalt en de klachten toenemen.*

Het zal duidelijk zijn dat de chronisch hyperventilant – mede vanwege deze twee belastende fenomenen – zijn ademhaling niet een, twee, drie op de rails zal krijgen. Daadkracht en volharding zijn hier de sleutel tot herstel. Maar de aanhouder wint altijd!

b. Mentale belasting

Hyperventilatie kan dus veel oorzaken hebben, maar het herstel vergt altijd een bewustwordingsproces. Waar komt dit vandaan? Ben ik de oorzaak van mijn hyperventilatie? Ben ik onzorgvuldig met mijn lichaam omgesprongen? Heb ik niet goed geluisterd naar mijn lichaam en naar de signalen die het gaf?

Het is in de eerste plaats zeer belangrijk dat de hyperventilant beseft dat hij alles overleeft wat uit zijn herinnering terug naar boven komt, hoe akelig en angstaanjagend die beleving ook was, eenvoudigweg omdat hij dezelfde ervaring al zo vaak overleefd heeft!

Die diepe angst voor de angst, de angst dat de volgende keer alles kan escaleren en tot de dood kan leiden, dat hij deze keer echt stikt, of de angst om bij een volgende aanval de controle volledig te verliezen en letterlijk gek te worden ... Geen van deze doemscenario's is ooit uitgekomen.

Hij werd nooit gek, en hij stierf nooit de verstikkingsdood en vond telkens weer de weg uit dat akelige, surreële moeras waar hij telkens ingezogen werd.

De hyperventilant beleeft immers telkens weer een herinnering, die hij ook telkens overleeft. Wie dat ten volle beseft, ziet ook in hoe absurd de invloed van die angst op het gestel is. Helaas heeft de ratio vaak geen

* Folgering en Colla 1978, 1980.

vat op ons systeem wanneer de paniek toeslaat. Ons oerinstinct zet ons nu eenmaal aan tot vluchten.

Het is dus aan de hyperventilant om te proberen uit deze paniekmodus te komen. Fysiek kan dit door zichzelf bij het ervaren van paniek letterlijk en figuurlijk door elkaar te schudden, door te gaan springen, hard te zingen of zichzelf een klap in het gezicht te geven. Kortom, hij moet zijn lichaam laten schrikken, de focus verleggen. De gespannen spieren kunnen dan even loskomen, lang genoeg om de hyperventilant weer grip op de situatie te laten krijgen en te doen beseffen dat het hele proces door hemzelf gestart is en dat híj er dus iets aan kan doen. Juist door die focus te verleggen stapt hij uit de angst en keert hij terug naar de realiteit, weg van zijn gecreëerde werkelijkheid van dat moment.

Hij kan er dan voor kiezen om in de tegenaanval te gaan door te proberen de spieren, en daarmee het lichaam, te ontspannen en tegelijk te starten met het uitvoeren van zijn ademhalingsoefeningen. Ook door deze actie wordt de angst op de achtergrond geplaatst en alle aandacht op het herstel gericht. Nu is de eerste stap om uit de paniekmodus te stappen gezet. De aanval ondergaan en vluchten is voor hem geen optie meer. De oefeningen doen het CO_2- gehalte snel stijgen en zorgen tegelijk voor de broodnodige afleiding om uit de angstspiraal te kunnen raken waarin de hyperventilant gevangen zat.

Vervolgens kan hij leren om rustig en liefdevol door zijn angsten heen te ademen, ze te aanvaarden, zodat ze met alle bijbehorende emoties geleidelijk naar de achtergrond verdwijnen.

Angst, de grote vijand, zou de vriend moeten worden. In plaats van tegen de vijand te vechten moet de hyperventilant zijn angsten accepteren en omarmen terwijl hij verder probeert te ontspannen. Ertegen vechten helpt immers niet, dat weet hij al lang.

Ook negatieve gedachten zoals ‘ik kan het niet’, ‘ik faal’, ‘het zal toch niet lukken’ mogen niet langer gevoed worden. In het verleden met zijn vastgeroeste leugens en vluchtroutes blijven hangen vormt ook geen optie meer.

Het conditioneringsproces dat hij onbewust zelf heeft gecreëerd moet stoppen, en de onterechte kerngedachte te zullen stikken moet voor eens en voor altijd worden losgelaten.

Maar wie is de hyperventilant nog als hij die negatieve gedachten en gewoontes moet loslaten? Welk houvast heeft hij dan nog? Hij is immers al jaren vertrouwd met zijn denkpatroon waarover hij controle meent te hebben en waarbij hij zich veilig voelt omdat hij al die gedachtekronkels – hoe beklemmend ook – immers kent.

Het klinkt tegenstrijdig dat het loslaten van zijn hyperventilatie en het leven dat hij daaromheen heeft opgebouwd, beangstigend kan zijn voor de hyperventilant. Maar hij is door de jaren heen met zijn hyperventilatie verweven geraakt, die is als het ware zijn identiteit geworden.

Om weer te kunnen genieten is het echter nodig dat hij leert loslaten, de dingen laat zijn wat ze zijn. Hij moet aandachtig luisteren naar wat zijn hart hem te vertellen heeft. Om te kunnen evolueren moet hij de angst toelaten om hem daarna definitief los te laten. Dan pas kan hij vanuit een rustige geest, vanuit zijn gevoelens en vanuit zijn ware zelf leven in het hier en nu.

Loslaten, aanvaarden en relativeren maken je mild en zacht in contrast met de strengheid en hardheid van het ego. De mens achter het ego wordt vaak onderdrukt en je lichaam maakt je dat met alle nog beschikbare energie duidelijk, via het chronisch hyperventileren. Hyperventilatie is meestal het protest van je ware ik tegen je dominante ego.

Je hebt licht nodig maar je hand bereikt de schakelaar niet meer en het blijft donker daarbinnen. Je lichaam leeft in onderdrukking en snakt naar adem. Het hunkert naar een luisterend oor, je eigen oor natuurlijk!

Hyperventilatie kan iedereen overkomen en is geen teken van zwakte. Mensen hyperventileren niet omdat ze niet kunnen doorzetten, maar vaak juist omdat ze niet kunnen loslaten.

Wéér een artikel over het hyperventilatiesyndroom

Drs. B. Snitslaar is als neuroloog verbonden aan het fobieënproject van de afdeling persoonlijkheidsleer (faculteit psychologie) van de Universiteit van Amsterdam. Hij schreef een artikel over chronische hyperventilatie en de vernieuwde aanpak van dit syndroom, die synchroon loopt met de Buteyko-methode. In het artikel stapt hij af van de stelling dat hyperventilatie onschadelijk is voor ons lichaam en stelt hij dat angst volgt uit een CO_2-tekort en dat een correcte ademhaling de angst bijgevolg kan temperen. Ik citeer hier enkele stukjes uit zijn artikel.

Er ontstaat bij chronische hyperventilatie een te lage concentratie CO_2 (respiratoire alkalose) in het bloed met als gevolg een snelle en diepe ademhaling. Men spreekt dan van hyperventilatie. Een toestand van te lage CO_2-concentratie en een snelle en diepe ademhaling heeft een aantal effecten op het organisme.

'Maar ook in het ademhalingscentrum in de hersenen verandert iets onder invloed van herhaaldelijk of voortdurend bestaan van een respiratoire alkalose.

Het ademhalingscentrum gaat wennen aan de minder zure toestand van het bloed en gaat dat als normaal-toestand beschouwen, waardoor ook bij geringe stijgingen van het CO_2-gehalte met een verhoging van de ademactiviteit zal worden gereageerd.'

'Re-setting van het ademhalingscentrum in het centrale zenuwstelsel naar een grotere CO_2-tolerantie wordt als een effectievere therapeutische benadering ervaren dan de overige gebruikelijke en hedendaagse vormen van bemoeienis ...'

De effecten van medicamenteuze behandelingen of vormen van gesprekstherapie of gedragstherapie/psychotherapie zijn vaak wisselend en teleurstellend.

'Gedragstherapie lijkt met betrekking tot de fobische klachten nog het meeste effect te hebben.'

'Verder blijkt een adequate uitleg betreffende de in het spel zijnde fenomenen van groot belang te zijn.'

Het gunstigste effect verkrijg je door heropvoeding van de patiënten met betrekking tot hun verkeerde ademgewoonte. Het ademhalingscentrum dient opnieuw geprogrammeerd te worden, door het via enkele weken van gedisciplineerde oefeningen te leren de hogere CO_2-spiegels als normaal te accepteren.

'De patiënt verliest hierdoor weer zijn overmatige gevoeligheid voor CO_2, waardoor hij of zij enerzijds minder gemakkelijk gaat hyperventileren en anderzijds intussen weer HCO_3-buffer (bicarbonaten) heeft kunnen verzamelen, waardoor veel minder gemakkelijk de klachten en verschijnselen van de respiratoire alkalose zullen optreden. De paniek/angsttoestanden blijven uit, ook bij of in fobische situaties. Het hierop anticiperende vermijdgedrag krijgt de gelegenheid uit te doven.'

De auteur van dit artikel heeft inmiddels positieve ervaringen met het uitsluitend heropvoeden van het ademhalingscentrum via gedisciplineerde oefeningen.

Het antwoord op chronische hyperventilatie ligt dus in het herprogrammeren van ons ademhalingscentrum, zo eenvoudig is het. En dat leren we met de Buteyko-methode.

Factoren die hyperventilatie kunnen bevorderen

Voor we starten met het praktijkgedeelte in het boek, gaan we dieper in op diverse factoren die de ademhaling extra kunnen belasten, factoren waar mensen met ademhalingsproblemen zeker rekening mee dienen te houden.

Te mijden factoren bij hyperventilatie

- **Door de mond ademhalen.** Via de mond verlies je bij het ademhalen immers veel meer CO_2 dan bij een ademhaling door de neus, omdat de neusgaten een veel kleinere opening hebben.
- **Stress** (vv-reactie). Dit onderwerp werd al uitvoering toegelicht, waardoor we kunnen besluiten dat stress een rampzalige uitwerking heeft op onze ademhaling en op onze gezondheid in het algemeen.
- **Angst**, met een soortgelijk negatief effect op de ademhaling als stress.
- **Diep ademen.** Het idee dat je door diep ademen meer zuurstof kan opnemen en dat diep ademen gezond en noodzakelijk is, is onjuist. Je verliest hierdoor juist meer CO_2 en creëert zo zuurstofgebrek in de cellen
- **Te fanatiek sporten,** waardoor je door de mond gaat ademen met kans op verzuring door een gebrek aan CO_2. Je gaat immers overademen, hyperventileren en verzuren wanneer je lichaam het niveau van de inspanning niet aankan.
- **Een tekort aan lichamelijke inspanning** leidt tot een slechte conditie, waardoor je snel buiten adem raakt.
- **Te veel en te snel praten** en daarbij door de mond ademen, met een constant en groot verlies van CO_2 tot gevolg.
- **Lang slapen en/of op de rug slapen** verdiept de ademhaling. Gelijktijdig door de mond ademen zorgt voor een overmatig verlies van CO_2.
- **Roken en alcohol** maken de ademhaling tijdens de slaap dieper, terwijl velen juist denken dat deze ontspannend werken.
- **Pijn**, fysiek of mentaal, verhoogt de ademactiviteit.
- **Metabole of fysieke oorzaken** zoals astma, nierproblemen, longziekten.
- **Respiratoire oorzaken** of problemen met een foutief ademhalingspatroon.
- **Chronisch hyperventileren tijdens de zwangerschap.** Het CO_2-arme bloed van de moeder komt bij de baby. De baby raakt op deze manier gewend aan een laag CO_2-gehalte, en het lijkt aan-

nemelijk dat het kind met aanleg voor hyperventilatie geboren wordt.

- **Negatieve emotionele opwinding** maakt de ademhaling ook diep. Positief denken activeert het parasympathisch zenuwstelsel en brengt rust. Een mens kan ziek worden door negatieve, agressieve gedachten en woorden.
- **Oververwarming** verhoogt de ademactiviteit. Bij koorts moet je je niet te dik kleden. Een kind dat altijd oververwarmd wordt, ademt dieper en ondermijnt hierdoor zijn weerstand. Het wordt ziek door de diepe ademhaling, niet door tocht.
- **Synthetische kleding** verstoort de energie-uitwisseling via de huid. De longen moeten deze functie dan overnemen, waardoor de longventilatie stijgt.
- **Kunstmatige voedseladditieven** maken de ademhaling dieper en verstoren de stofwisseling door de inspanning en energie die het lichaam moet leveren om ze uit het lichaam te verwijderen.
- **Luchtvervuiling** buitenshuis (zoals smog) kennen we allemaal. Dat die gevolgen heeft voor onze gezondheid weten we ook. Minder bekend is echter het belang van een goede luchtkwaliteit binnenshuis. Een groot deel van onze tijd brengen we immers binnen door: thuis, op kantoor, op school, in winkels, op restaurant. De kwaliteit van de lucht die je er inademt is dan ook heel belangrijk voor je gezondheid.
  Vervuilde binnenlucht wordt veroorzaakt door fysische, biologische en chemische factoren als tabaksrook, vluchtige organische stoffen in verf of reinigingsproducten, formaldehyde uit de lijm in isolatiemateriaal, verven, ammoniak, nieuwe meubels. Maar ook bacteriën, schimmels, huisstofmijt en huidschilfers van mensen en dieren vervuilen de lucht.
- **Leeftijd.** Naarmate we ouder worden, worden onze weefsels strammer en onze bloedvaten stugger en pompt het hart minder krachtig. Dit gebeurt natuurlijk in relatie tot het leven dat je geleid hebt. At je gezond? Sportte je regelmatig? Dronk of rookte je? Woonde je in de natuur of in een industriële omgeving?
  Algemeen kun je wel stellen dat de ademkwaliteit met het vorderen van de leeftijd afneemt, wat een logisch gegeven is. Maar

met aangepaste cardiobeweging, gezonde voeding en de juiste ademhalingstechnieken kun je de ademkwaliteit op elke leeftijd sterk verbeteren.

- **Erfelijke aanleg.** Astma, COPD en mucoviscidose (cystische fibrose of taaislijmziekte) zijn deels erfelijke aandoeningen, maar ook hyperventileren kan in je genen zitten. Je kunt dan het beste extra voorzichtig met je ademhaling omspringen, omdat je heftiger zult reageren op bepaalde triggers die bij anderen geen invloed hebben op hun ademhalingspatroon.
- **Leefgewoontes.** Het is duidelijk dat mensen die mentaal dan wel fysiek onzorgvuldig met hun lichaam omspringen daar op termijn de gevolgen van zullen ondervinden. Zijn jouw gevoelige organen bij overbelasting bijvoorbeeld de longen, dan zul je dit in de vorm van ademhalingsstoornissen ervaren. Bij een ander kan dat gevoelige orgaan het hart zijn, of zijn suikerstofwisseling.
- **Voeding: veel en verkeerd eten** (gedurende lang tijd) waardoor te veel zuurstof naar de spijsvertering moet gaan. Voedsel van slechte kwaliteit – geraffineerde witte suiker, transvetzuren (verbrande vetten), bewerkt vlees – of een overdaad aan voedsel zorgt ervoor dat de spijsvertering moeizamer verloopt. Iedereen kent het gevoel geen lucht te krijgen na een zware maaltijd. Als we echter in een stresssituatie zitten en dus onbewust hyperventileren, wordt onze spijsvertering automatisch op stand-by gezet, omdat deze in de vluchtmodus onbelangrijk is. Toch vragen we extra zuurstof voor een belastende vertering, zuurstof die we hard nodig hebben voor onze ontregelde ademhaling. Hier is luisteren naar het lichaam van groot belang, zodat je je ademhaling niet nog meer belast.
- **Mentale gesteldheid.** Je mentale gesteldheid bepaalt of je in een ontspannen of gespannen toestand leeft, en dat hangt deels af van je leefomstandigheden.

  De gemoedsgesteldheid bepaalt mede of je ademhaling rustig of gejaagd is. Bij een snelle ademhaling kunnen er ademhalingsproblemen ontstaan omdat we steeds in een gejaagde modus verkeren. Vaak worden we gevoed door ons ego, dat ons ver verwijderd houdt van onze kern. Het doel is om door middel van het schitterende instrument dat onze ademhaling is, onze innerlijke rust te vinden en harmonie in ons lichaam te bewerkstelligen.

- **Ziekte/medicatie.** Medicatie werkt vaak verzurend en een verzuurd milieu vraagt het lichaam om meer te ademen om de zuren kwijt te raken, wat voor een hyperventilant af te raden is. Daarom is het van groot belang medicatie alleen in uiterste noodzaak te gebruiken. Je kunt beter preventief werken door gezond te leven.

De ademhaling verder ondersteunen

Het is logisch dat we onze ademhaling kunnen ondersteunen door alle bovenstaande belastende factoren te vermijden of aan te passen. We gaan die lijst hier dus niet herhalen. Wel bekijken we extra punten waaraan we ter ondersteuning van de ademhaling kunnen werken.

Ademhalingsoefeningen

We zagen al dat de buikademhaling de meest ontspannende en de geschiktste ademhaling is bij een normale activiteitsgraad. Wanneer we gaan sporten, zware arbeid verrichten of tijdelijk stress ervaren, zal de ademhaling naar de borst verschuiven en het ademhalingsritme stijgen, wat normaal is. Na de inspanning keren we automatisch terug naar de buikademhaling, waarbij we door de neus blijven in- en uitademen. Zo brengen we ons lichaam weer in evenwicht.

Er doet zich echter een groot probleem voor bij het advies van artsen aan patiënten die met ademhalingsproblemen kampen. In mijn zoektocht naar een oplossing voor mijn hyperventilatie werd mij door de geraadpleegde specialisten vaak gezegd: 'Adem maar eens goed diep in en uit, madammeke, dan komt het wel in orde.' Helaas ... ik geloofde hen, en mijn probleem werd enkel groter.

Artsen beheersen vaak de medische kennis niet over hoe je de ademhaling fysiek kunt herprogrammeren, louter door herstel van de zuurstof-koolstofdioxideverhouding in ons lichaam. Wanneer ik bij hen sprak over Nobelprijswinnaar Bohr en zijn stelling over het belang van koolstofdioxide bij de opname van zuurstof in de cellen, keken ze vaak alsof ze het in Keulen hoorden donderen.

Hier speelt zeker ook mee dat de arts, de specialist of de therapeut meestal niet uit eigen ervaring weet hoe het voelt om geen zuurstof te krijgen door gebrek aan koolstofdioxide. Ze kennen het verstikkingsgevoel en de cascade aan emoties niet die hyperventilatie met zich meebrengt.

Dus kunnen ze ook niet begrijpen en inschatten of hun voorgestelde medicatie of therapie in wezen en op lange termijn werkt. Hyperventilatie is immers geen tastbare aandoening als bijvoorbeeld een gebroken been, waar een pasklaar antwoord en een behandeling voor is die bij iedere patiënt 100% werkt. Het hyperventilatiesyndroom is van een heel andere orde.

Ook prijzen veel artsen hun patiënten nog altijd de diepe ademhaling aan. Nog steeds wordt er van uitgegaan dat er door het toepassen van een diepe ademhaling meer zuurstof opgenomen wordt. Er wordt geen onderscheid gemaakt tussen de zuurstofsaturatie van het bloed en de effectieve aanwezigheid van zuurstof in de cellen, twee totaal verschillende parameters.

Wat je niet kent, kun je uiteraard niet aanbevelen. Daarom is het des te noodzakelijker dat deze foute, diepe ademhalingsmethode verdwijnt en plaatsmaakt voor een ademtechniek die wél de zuurstofopname in onze cellen bevordert.

Als men de diepe ademhaling blijft propageren bij mensen met ademhalingsklachten, blijft een permanente oplossing buiten bereik.

Het is heel belangrijk dat de hyperventilant vanaf het begin de juiste ademtechniek aangeleerd krijgt. Zo kan het ontregelde ademhalingsstelsel onmiddellijk bijgestuurd worden en ontstaat er geen chronische hyperventilatie. De rustige buikademhaling, ondiep en door de neus, zowel bij in- als uitademen, wordt best in alle omstandigheden gepromoot.

Ik ben zelf naar de kern van mijn probleem gegaan, omdat ik voelde dat wat mij verteld en geadviseerd werd, niet klopte. Ik heb de symptomen naast me neergelegd en ben op zoek gegaan naar de oorzaak. Want alleen als ik de oorzaak kende, kon ik mezelf genezen.

Zonder te moeten tellen, zonder op een toestel naar mijn hartslag te moeten kijken, zonder diep te ademen of lang uit te ademen, zonder oeverloze reeksen kinesitherapie (fysiotherapie), assertiviteitstrainingen of cognitieve gedragstherapie.

Maar heel eenvoudig door te ontspannen en een ondiepe, rustige buikademhaling toe te passen, door de neus, als een muisje, niet meer of niet minder. Deze Buteyko-methode pakt de oorzaak van hyperventilatie effectief aan: hij brengt de ademhaling in balans.

Toepassen of aanleren van de reverse-techniek: eerst de ademhaling, dan de psyche

Bij de begeleiding van een hyperventilant start ik mijn behandeling altijd met het herprogrammeren van de ademhaling. Ik verban de diepe ademhaling en promoot de ondiepe, ontspannen buikademhaling door de neus.

Door de hyperventilatie is het CO_2-gehalte van de hyperventilant immers erg gedaald en we moeten er eerst voor zorgen dat dit omhoog gaat. Dit kan door de Buteyko-ademhalingsoefeningen toe te passen, eventueel gecombineerd met beweging om sneller resultaat te behalen. Na het uitvoeren van deze oefeningen zullen de hartslag en de bloeddruk al snel dalen, het zenuwstelstel zal zich ontspannen en de angst zal afnemen en ten slotte verdwijnen.

Het is dus belangrijk dat de hyperventilant vanaf het begin de werking van zijn ademhalingssysteem goed begrijpt, zodat hij steeds een werktuig heeft om mee aan de slag te gaan wanneer zijn ademhaling op hol dreigt te slaan.

In de tweede fase, wanneer het ademhalingsproces goed begrepen en toegepast wordt, voer ik een diepgaand gesprek met de hyperventilant en zoeken we naar een mogelijke oorzaak van zijn hyperventilatie. Als er sprake is van een trauma kan psychologische begeleiding, mindfulness, traumaverwerking of meditatie aangewezen zijn.

Ik werk met deze reverse-techniek omdat ik zelf ervaren heb dat ik eerst mijn CO_2-niveau weer goed moest krijgen, om van daaruit en in een ontspannener lichaam aan relaxatieoefeningen te beginnen.

Relaxatie

—

Aansluitend op het gebrek aan aandacht voor de gradatie van hyperventilatie, miste ik in de beschikbare literatuur inzicht van de auteurs in de effecten van relaxatietechnieken bij chronisch hyperventilanten.

Relaxatie is de belangrijkste factor om tot een ontspannen ademhaling te komen. Relaxatie van de spieren, vooral van het middenrif, onze belangrijkste ademhalingsspier, maar ook relaxatie van onze geest en in het verlengde een volledige relaxatie van het lichaam zijn onmisbaar in het reguleren van onze ademhaling. Dit kan op talloze manieren, zoals het beoefenen van meditatie of de juiste yogatechnieken, door het uitvoeren van een bodyscan, enzovoort.

Maar je kunt een chronisch hyperventilant met een laag CO_2-gehalte niet vragen om zich even te ontspannen voor je hem hebt aangeleerd om met de juiste ademhalingsoefeningen zijn CO_2-gehalte omhoog te brengen.

Ik vind het belangrijk om even dieper in te gaan op de bovenstaande stelling.

Het advies dat hyperventilanten vaak krijgen om meditatie te beoefenen of om yogalessen te volgen, met de goedbedoelde idee de ademhaling onder controle te krijgen, werkt niet. Wanneer de hyperventilant constant moet tellen, of diep moet in- en uitademen bij de diverse ademhalingsoefeningen en lichaamshoudingen bij yoga, of wanneer hem gevraagd wordt nergens aan te denken bij meditatie, wordt hij zich meestal juist heel erg bewust van de gespannen toestand van zijn lichaam en gaat hij nog meer hyperventileren.

Lage CO_2-niveaus zorgen er immers voor dat het zenuwstelsel zo hoog gespannen staat dat er geen sprake van enige relaxatie kan zijn.

Een chronisch hyperventilant zit altijd met een te laag CO_2-niveau. Hij moet dus eerst door ademhalingsoefeningen toe te passen zijn

O_2-CO_2-verhouding in evenwicht brengen, voor er sprake kan zijn van relaxatie tijdens zijn yoga- of meditatiesessie.

Deze voorbereidende ademhalingsoefeningen zijn natuurlijk niet nodig voor mensen met een gezond ademhalingspatroon of voor mensen die slechts licht hyperventileren. Zij kunnen nog gemakkelijk hun stressmodus uitschakelen en zo hun CO_2-niveau reguleren en kunnen zonder voorbereiding starten met relaxatietechnieken, meditatie, yoga of het uitvoeren van een bodyscan, zoals we in het volgende punt toelichten.

Diverse technieken sluiten elkaar dus zeker niet uit en het staat iedereen vrij ze gelijktijdig toe te passen. Zolang ze maar allemaal uitgaan van het basisprincipe voor hyperventilanten: een rustige ondiepe ademhaling handhaven en altijd door de neus blijven ademen ... voor, tijdens en na een inspanning. Wanneer de hyperventilant dit principe niet volgt, heeft het geen zin dit boek, en de Buteyko-methode die in Deel 4 beschreven wordt, verder te lezen. Hij zal er dan niet in slagen de ademhaling te herprogrammeren en diepe relaxatie te bereiken.

Meditatie of een bodyscan

Het is goed om dagelijks enkele keren bewust te pauzeren en even bij je ademhaling stil te staan om in het 'hier en nu' komen. Even aarden, zeg maar. Aandachtig naar jezelf kijken maakt dat je je bewust wordt van je lichaam. Deze aandacht helpt je om afstand te nemen van de beslommeringen uit het verleden of heden of van je zorgen over de toekomst.

Als hyperventilant is het belangrijk om eerst je CO_2-niveau omhoog te brengen door enkele Buteyko-oefeningen toe te passen, voor je met je meditatie begint. Daarna zal het dan veel eenvoudiger zijn om je te ontspannen terwijl je je ademhaling bewust kunt verminderen en je zo je buikademhaling moeiteloos kunt toepassen omdat je middenrif ontspannen is.

Tijdens je meditatie hebt je enkel aandacht voor jezelf en luister je aandachtig naar de signalen die je lichaam je geeft. In het begin is dat zeer moeilijk. Je gedachten blijven heen en weer springen en je spieren willen zich weer opspannen.

Licht heen en weer wiegen tijdens de meditatie zorgt ervoor dat de spieren ontspannen blijven en een rustige ondiepe ademhaling zal de geest rustig maken.

Als mediteren toch niet lukt, is het beter even iets anders te gaan doen, een korte wandeling te maken of een huishoudelijke taak uit te voeren om enkele uren later – wanneer je je rustiger voelt – de oefening opnieuw te proberen.

Meditatie leidt niet alleen tot positieve mentale veranderingen maar ook tot fysieke veranderingen die onze gezondheid ten goede komen.

Onderzoekers van de Harvard Medical School gebruikten MRI's om de hersenactiviteit tijdens de meditatie te meten. Ze ontdekten dat meditatie delen van de hersenen activeert die gerelateerd zijn aan het onwillekeurig zenuwstelsel.

Dit zenuwstelsel regelt de lichaamsfuncties die we niet met onze wil kunnen beïnvloeden, zoals de spijsvertering, de bloeddruk en de hartslag.

Meditatie vermindert de extreme adrenalineafgifte die meestal door stress uitgelokt wordt en kan stressgerelateerde aandoeningen als hoge bloeddruk, astma, hartklachten, spijsverteringsproblemen, ademhalingsproblemen en slapeloosheid verminderen.

Wie regelmatig mediteert, ziet door het gevoel van diepe innerlijke vrede, harmonie en rust, zijn levenskwaliteit verbeteren.

Oefeningen om te mediteren zijn er in overvloed.

Je gaat ontspannen zitten, en terwijl je je ogen sluit probeer je je hoofd leeg te maken door alle gedachten die binnenkomen te blokkeren. Of je kunt ervoor kiezen om je blik te focussen op een punt op de muur, of op de vlam van een brandende kaars, om zo je geest tot rust te krijgen. Maar een wandeling in het bos of ontspannen in de tuin klussen kan ook meditatief werken.

Bij regelmatig mediteren krijg je op termijn het ritme van je natuurlijke ademhaling terug en verdwijnt de jachtige en ondiepe ademhaling.

De oefening die voor mij het best werkt is me in lotushouding te focussen op mijn hartchakra (het energiecentrum rond de hartstreek), omdat deze chakra verbonden is met de ademhaling.

Ik probeer mijn hoofd leeg te maken en volg visueel de weg van mijn ingeademde lucht tot aan mijn longen en hart. Bij het uitademen beeld ik me in dat ik alle ballast mee uitblaas. Ik adem zo rustig mogelijk, ondiep en ontspannen, tot ik voel dat de druk uit me wegglijdt.

Deze oefening pas ik graag 's avonds toe na een drukke werkdag. Een kwartiertje mijn focus verleggen en mijn geest leeg maken maakt dan een wereld van verschil.

Af en toe, vooral wanneer ik bij het slapengaan nog spanning ervaar, doe ik een bodyscan. Het hoofdkussen haal ik weg zodat ik volledig plat op de rug lig. Dan ontspan ik mijn lichaam en let op mijn buikademhaling, waardoor mijn ademhalingsritme automatisch vertraagt. Ik laat mijn lichaam loodzwaar doorwegen op de matras en ga dan stelselmatig van het uiterste punt van mijn teen tot de schedel, lichaamsdeel per lichaamsdeel scannen. Ik ontspan ieder lichaamsdeel na het eerst kort stevig aangespannen te hebben. Ik start met mijn linkervoet, opspannen en ontspannen, mijn linkerbeen, linkerdij en dan ga ik met mijn aandacht naar mijn rechtervoet, opspannen en ontspannen en zo ga ik door naar mijn onderbuik, borstkas, schouders tot ik aan mijn hoofd kom en mijn gezicht volledig opspan en ontspan. Afsluiten doe ik door mijn hele lichaam zo veel mogelijk aan te spannen, om daarna alles volledig los te laten en te ontspannen. Ik let er altijd op dat ik de buikademhaling toepas en dat ik tijdens de hele oefening door mijn neus blijf ademen.

Een warmwaterzak onder de ribben leggen, eventueel onder een riem, is ook een aanrader. Door de warmtestraling wordt immers de ontspanning van het middenrif bevorderd.

Hartslagcoherentiemeting

—

Onder hartslagcoherentie verstaan we de variatie in tijd tussen twee opeenvolgende hartslagen of de gezonde afwisseling in versnelling en vertraging van het hartritme.

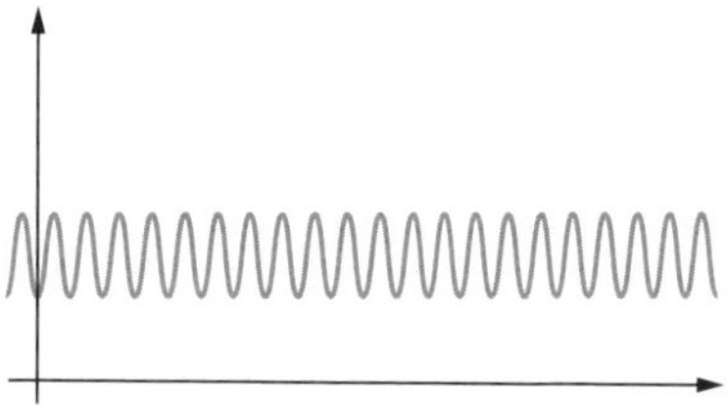

Figuur 1

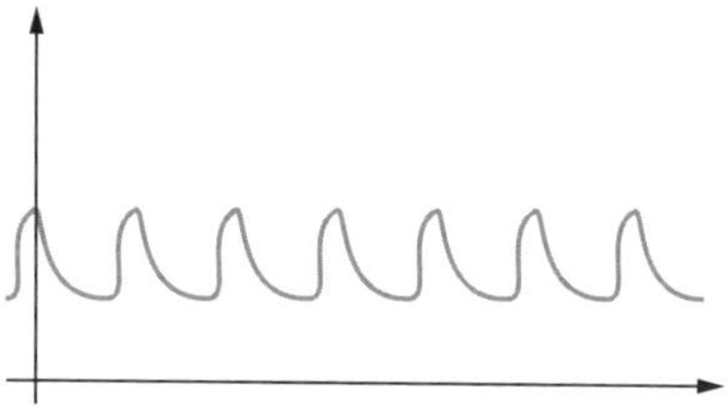

Figuur 2

Als we op een cardiogram enkel opeenvolgende hartslagpieken zien zonder tussenpauze (figuur 1), zitten we in een gejaagde modus en ademen we veel te snel. Als we rustig ademen zal de hartslagcoherentiemeting een piek met een vlakke rustpauze vertonen (figuur 2).

Door tijdens ademhalingsoefeningen bewust te ademen kun je invloed uitoefenen op het parasympathisch zenuwstelsel. Dat zagen we al bij het ontleden van ons zenuwstelsel.

Hierdoor komt automatisch ook het ritme van onze hartslag of onze hartslagcoherentie in balans.

Het meten van de hartslagcoherentie is een fijn hulpmiddel om je ademhaling te resetten, maar je hebt er de juiste apparatuur voor nodig. Wanneer je echter de Buteyko-methode toepast, en zo je parasympathisch zenuwstelel activeert, raakt je hartslagcoherentie automatisch in balans. Veel goedkoper en eenvoudiger dus.

Natuurlijk heb je de keuze om toch bij een therapeut op een toestel je hartslagcoherentie te laten meten, zolang je maar volgens de basisprincipes van de Buteyko-methode blijft ademen.

Voeding

—

We kunnen een gezonde ademhaling ondersteunen met voeding die de spijsvertering niet te zwaar belast en dus de ademhaling niet belemmert. Met andere woorden: als we licht verteerbare voedingsmiddelen kiezen, vraagt de spijsvertering weinig zuurstof. Als we echter voedsel of drank nuttigen die extra inspanning van het spijsverteringssysteem vragen (veel dierlijke eiwitten, koolzuurhoudende frisdranken, additieven ...), zal er extra zuurstof nodig zijn om deze te verteren.

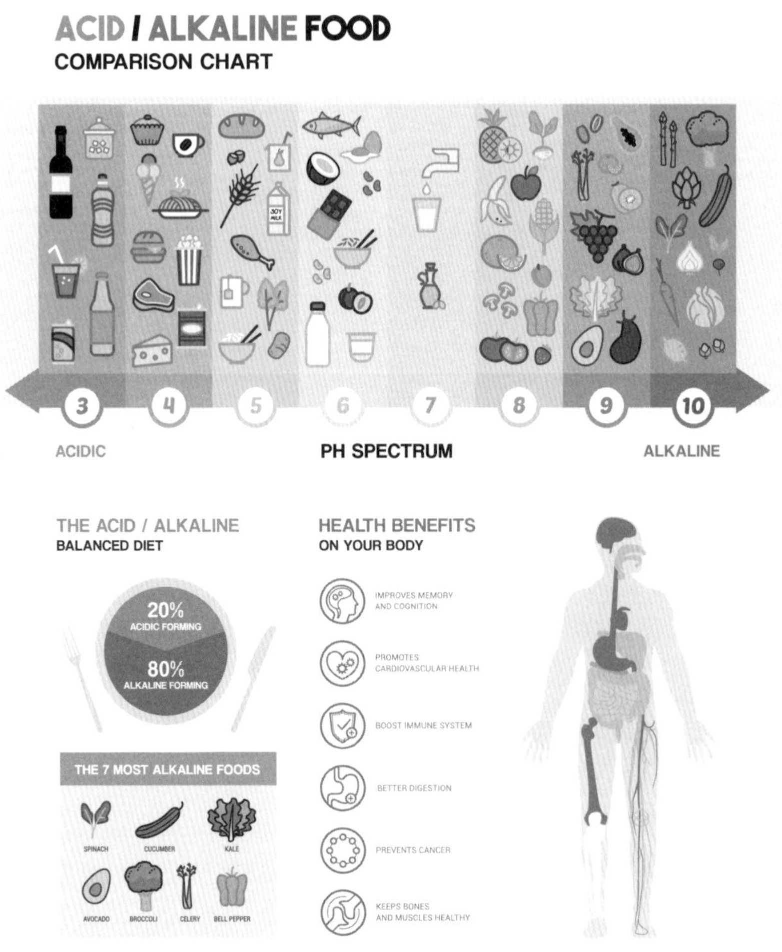

Het verteren van eiwitten kost de maag meerdere uren en werkt verzurend. Eiwitrijke voeding zoals vlees blijft ongeveer 8 uur in de maag. Varkensvlees heeft, naast de lange verteringstijd, ook een lage pH van 5.5 en verzuurt ons lichaam extra (slechte zuurstofopname). De lever moet extra inspanningen leveren om deze verzurende afvalstoffen te elimineren. Er wordt dus meer zuurstof gevraagd om de energie voor deze processen op te wekken, terwijl mensen met hyperventilatie die zuurstof al zo hard nodig hebben om hun O_2-CO_2-verhouding op peil te houden.

Verzurende voeding moet dus gecompenseerd worden door alkaliserende (basische) voeding, zodat we het verteringsproces niet extra belasten. Onder verzurende voeding verstaan we o.a. vlees, zuivel, suiker, wit brood, witte pasta, bewerkte voeding zoals vleeswaren, en alcohol. Groenten, fruit, noten, water en thee zijn basisch. Idealiter bestaat 70 tot 80% van onze voeding uit basische producten en slechts 20 tot 30% uit verzurende. In de afbeelding wordt een duidelijk onderscheid gemaakt tussen licht en zwaar verzurende en alkaliserende voeding.

Voor een optimale opname van voedingsstoffen uit onze voeding is een goede darmflora van groot belang. Een goede darmflora krijg je door veel groenten, fruit, vezels en goede vetten te eten. Groenten en fruit (gestoomd of rauw, naar eigen voorkeur) leveren de enzymen, vitamines, vezels en mineralen die nodig zijn bij talrijke levensbelangrijke processen in een gezond lichaam.

Kies zo veel mogelijk voor pure voeding van biologische oorsprong. Combineer dit met een verantwoord gebruik van gezonde vetten of essentiële vetzuren, die de zuurstofopname bevorderen.

Essentiële vetzuren in olijfolie, koolzaad- en lijnzaadolie, noten en vette vis zorgen voor een betere zuurstofopname en een beter verbrandingsmechanisme binnen het lichaam.

Langzaam eten en langdurig kauwen is zeer belangrijk. Het voedsel wordt dan al in de mond tot een brij fijngemalen. Daarmee ondersteunen en ontlasten we de spijsvertering. We geven de spijsverteringsenzymen in het speeksel dan namelijk de kans om suikers, vetten en eiwitten op te splitsen tot de kleinste deeltjes, die gemakkelijker verteerbaar zijn en minder zuurstof van het lichaam vragen.

Voedingssupplementen zoals omega 3 en een vitamine B-complex van goede kwaliteit, vormen uitstekende aanvullingen om het zenuwstelsel te ondersteunen en zo een synergie te vormen met het nieuwe ademhalingssysteem.

Vitamine D en E, magnesium en calcium versterken het spier- en zenuwstelsel ook en vullen de door verzuring vaak uitgeputte voorraden aan.

Natuurlijk vinden we deze vitamines en mineralen ook terug in onze voeding, zoals in vette vis, ei, amandelen, avocado, olijven, broccoli en peulvruchten. Wanneer het voor de hyperventilant echter onmogelijk is via de voeding voldoende vitamines of mineralen op te nemen, bijvoorbeeld in periodes van extreem hoge stress, of na een slepende ziekte, raad ik een vitamine-mineralencomplex van goede kwaliteit aan als supplement. Laat je daarbij adviseren door een apotheker of door de verkoper in een gespecialiseerde natuurvoedingswinkel.

Bach Bloesem Remedies

Bach Bloesem Remedies zijn extracten van veldbloemen en bloesems van struiken en bomen. Hun werking werd ontdekt door de Engelse dokter Edward Bach. Er zijn 38 originele Bach Bloesem Remedies die mensen in hun emotionele beleving ondersteunen en weer in balans brengen. Ze worden ingenomen in druppelvorm.

De volgende Bach Remedies kunnen ondersteunend werken bij chronische hyperventilatie:

- **Larch of lariks** voor faalangst
- **Star of Bethlehem of vogelmelk** als er een trauma te verwerken is
- **Rock Rose of zonneroosje** bij het ervaren van paniek
- **Agrimony of agrimonie** voor de hyperventilant die zich altijd weer verbergt achter een masker

- **Walnut of walnoot** voor wie moeite heeft met veranderingen
- **Cherry Plum of kerspruim** beveel ik aan bij hyperventilanten die angst hebben voor controleverlies
- **Aspen of ratelpopulier** kan helpen bij het ervaren van angst zonder aanwijsbare reden
- **Red Chestnut of rode kastanje** is toepasbaar bij angstige overbezorgdheid
- **Olive of olijf** wordt gegeven bij het gevoel van totale uitputting
- **Mimilus of maskerbloem** adviseer ik voor de hyperventilant die tegen beter weten in zijn ware ik verbergt achter een masker van opgewektheid.

Iedere hyperventilant is anders, elke samenstelling van Bach Bloesems is persoonsgebonden. Laat je altijd adviseren door een Bach Bloesemtherapeut, zodat je zeker weet dat je de juiste mix en de juiste concentratie van de remedies gebruikt.

Kruiden

Terwijl Bach Bloesems op het emotionele vlak ondersteuning bieden bij klachten, kunnen kruiden behalve de mentale ook de fysieke klachten verlichten. Bij hyperventilatie zijn diverse systemen in ons lichaam verstoord en kunnen zich dus ook diverse lichamelijke problemen manifesteren.

De meeste klachten doen zich voor rond de spijsvertering, de spieren, het zenuwstelsel en het hormonale evenwicht.

Natuurlijk kun je de werkzame bestanddelen uit een kruidensupplement ook via gevarieerde voeding opnemen, maar dan moet je heel specifiek je voedingsschema aanpassen en de bestanddelen in voldoende hoeveelheid innemen om resultaat te behalen.

Gebruik de supplementen of kruiden in samenspraak met de arts. Koop je je supplementen in een speciaalzaak, laat je dan altijd goed informeren over het juiste gebruik van het product.

Bij een verstoorde spijsvertering: (stressmodus = uitschakeling spijsvertering)

- combinatie van echte kamille (ontspant), citroenmelisse (tegen stress) en pepermunt (krampwerend)
- gember (voor betere peristaltiek, tegen misselijkheid en ontsteking)

Hierop aansluitend voor lever en gal:

- mariadistel (galdrijvend en -vormend, stimuleert de galwerking)
- artisjok (stimuleert de galwerking)
- kurkuma (aperitivum, galvormend en -drijvend)
- paardenbloem (aperitivum, verhoogt de galafscheiding, betere vetvertering)

Bij spierpijn: (verzuring door gebrek aan zuurstof)

- kurkuma (tegen spierpijn, jicht)
- schietwilg (pijnstillend)
- moerasspirea (pijnstillend) en duivelsklauw (tegen ontsteking)

Voor de aanpak van verzuring: gewone jeneverbes (tegen jicht, artrose) en zwarte bes

Bij een gevoelig, overactief zenuwstelsel:

- combinatie van echte valeriaan (tegen angsten, stress), hop (bij stress, voor de spijsvertering) en citroenmelisse (kalmerend), kan altijd ingezet worden

Verder kunnen we naargelang de klacht volgende kruiden aanbevelen:

- passiebloem (tegen angst, stress),
- omega 3 (aanzuiger van zuurstof),
- meidoorn (bevordert zuurstofopname en werkt kalmerend bij hartkloppingen),
- slaapmutsjeskruid (stimuleert de aanmaak van serotonine in de hersenen, werkzaam bij angst, hoofdpijn, stress, inslapen)
- haver (tegen angst, werkt kalmerend)
- sint-janskruid: bij depressieve gevoelens met duidelijke oorzaak (gevolgen van hyperventilatie, werkt bij angst en stress)

Bij overbelasting van de bijnieren: (uitputting)
- ashwaghanda (helpt bij stress de hormoonproductie te verminderen en verbetert de zuurstofopname)
- maca en ginseng (harmoniseren de hormonenbalans)

Ter bevordering van de hersendoorbloeding: (zuurstofgebrek door gebrek aan CO_2)
- ginkgo biloba (verbetert specifiek de bloedstroom in de hersenen)

Luchtkwaliteit in huis verbeteren

—

Door je huis voldoende te luchten voorkom je dat zich hinderlijke, schadelijke stoffen en gassen ophopen. Voldoende ventileren betekent dat je ervoor zorgt dat er een regelmatige aanvoer van verse lucht is in huis, en een goede afvoer van vervuilde lucht mogelijk is.

Zet daarom regelmatig twee tegenover elkaar staande ramen of buitendeuren volledig open, al is het maar even, zodat de hele binnenlucht ververst wordt. Doe dit zeker in de ochtend, voordat de verwarming aangaat. Daarnaast is het goed om één of twee keer per dag een raam of deur een kwartier of halfuur op een kier te zetten zodat de lucht kan circuleren, vooral als er extra vocht in de lucht hangt zoals na het koken, douchen of drogen van de was.

Beweging

—

Inspanning stimuleert de stofwisseling en verhoogt de productie van koolstofdioxide. Onze ademhaling wordt daardoor geprogrammeerd om op een hoger koolzuurgasniveau te reageren, waardoor er voldoende zuurstof afgegeven kan worden aan de cellen en we minder diep ademhalen omdat er aan de zuurstofbehoefte voldaan is.

Regelmatig en voldoende bewegen zorgt ervoor dat je metabolisme een boost krijgt, je de nodige zuurstof in de lichaamscellen opneemt, en je conditie verbetert. Een lichaam dat voorzien is van de nodige zuurstof heeft meer weerstand tegen schadelijke indringers.

Maak met regelmaat, dat wil zeggen minimaal twee keer per dag, een stevige wandeling van een halfuur. Je kunt ook kiezen voor twee uur of meer cardiotraining per week.

Hou er tijdens de lichaamsbeweging altijd rekening mee dat de inspanning je neusademhaling niet mag belemmeren. Je moet dus op elk moment van de training door je neus kunnen blijven ademen.

Door beweging verbetert je fysieke uithoudingsvermogen, maar ook je ademhaling verbetert door een optimale verhouding van O_2-opname en CO_2-afgifte.

Bij beweging in de openlucht krijg je gratis een portie zonlicht, dat zorgt voor een goede productie van vitamine D_3 en van neurotransmitters zoals dopamine en serotonine, die zo belangrijk zijn voor ons geestelijk welbevinden. Als je je mentaal goed voelt kom je in een staat van innerlijke rust, met een regelmatige ademhaling tot gevolg.

Dieptemassage

Dieptemassage is een manuele massagetechniek. De spierspanningen in het lichaam worden losgemaakt, waardoor klachten als pijn en bewegingsbeperking verdwijnen en plaatsmaken voor een gevoel van welbehagen en bewegingsvrijheid.

Pijn wordt binnen de klassieke geneeskunde beschouwd als een klacht die zo snel mogelijk onderdrukt moet worden. In het algemeen slagen we daar vaak goed in met pijnstillers. Maar pijn is een signaal van het lichaam dat aangeeft dat er iets mis is. Als we alleen kiezen voor pijnbestrijding wordt de oorzaak van de pijn niet aangepakt, maar nemen we enkel het signaal weg. Pijn is het rode lampje dat gaat branden wanneer de benzinetank van de auto bijna leeg is. Het heeft geen enkele zin het lampje te doven zonder eerst brandstof te tanken.

Spierspanningen zijn vaak lichamelijke uitingen van emotionele blokkades. Zo zullen ingehouden verdriet, woede en angst zich vastzetten in ons lichaam in de vorm van blokkades in het spierweefsel.

Bij een hyperventilant (iedereen die overademt) die met specifieke klachten rond spierspanning of spierpijn in de praktijk komt, neem ik eerst een uitgebreide anamnese af. Zo kan ik concluderen of zijn klachten puur emotioneel dan wel fysiek zijn. Meestal zijn beide met elkaar verbonden of is de ene het gevolg van de andere.

Tijdens het loswerken van de pijnlijke zones in de nek, rug, schouders of hoofd, komen vaak ook opgekropte emoties naar boven , omdat de hyperventilant voor het eerst in lange tijd zijn lichaam voelt ontspannen. Dit voelt bevrijdend en geeft nieuwe ademruimte.

Voetreflexologie

—

Je hele lichaam weerspiegelt zich in je voeten en door manipulatie van die voetreflexzones kun je je organen en spieren bewerken en activeren.

Bij een chronisch hyperventilant schenk ik altijd extra aandacht aan de HPA-as (hypothalamus, hypofyse, bijnier), omdat die in stresstoestanden volledig verstoord kan zijn.

Aan de boven- en zijkant van de voeten worden de meridianen via hun specifieke meridiaanpunten bewerkt. De reflexzones en meridiaanpunten werken rechtstreeks in op de betrokken organen, maar oefenen ook hun invloed uit op het zenuwstelsel en de ademhaling. Een complete voetreflexmassage zorgt ervoor dat je metabolisme wakker geschud wordt. Energiearme regio's worden opnieuw van kracht en vitaliteit voorzien en er ontstaat een gevoel van welbehagen.

Wanneer ademen we weer correct?

The perfect man breathes as if he is not breathing
LAO TSE (604 – 521 v.C.), CHINESE FILOSOOF

Je ademhaling zal zich stabiliseren wanneer je je celgeheugen, door bewuste ademhaling en ademhalingsoefeningen, hebt kunnen losmaken van emotionele gebeurtenissen en je het tekort aan CO_2 opheft.

Door een correcte ademhaling krijg je niet alleen meer zuurstof in je cellen, maar adem je ook veel meer afvalstoffen uit. Zuurstof zorgt immers voor een betere verbranding en verbetert de afvoer van die stoffen.

Bij een normale ademhaling ademen we gemiddeld 12 tot 15 keer per minuut in en uit. Door je ademritme te verlagen naar bijvoorbeeld 7 tot 8 ademcyclussen per minuut spaar je energie en houd je de werking van je lichaam in balans. Met behulp van een chronometer kun je opmeten hoe vaak je per minuut in- en uitademt en kun je dit ritme zo nodig met behulp van de juiste ademtechniek verlagen.

Bij het beoefenen van de Buteyko-ademhalingstechniek zul je merken dat er niet geteld hoeft te worden om de ademoefeningen correct uit te voeren. Je werkt enkel met een ontspannen en ondiepe ademhaling, als een muisje, waarbij je altijd in- en uitademt door de neus, zo simpel is het.

Het vraagt wel enige inspanning en discipline om je ademritme aan te passen, maar dat heb je er bij chronische klachten meestal graag voor over. Wie nog geen klachten ervaart, zal de oefeningen om het ademritme te verbeteren en de diepte van de ademhaling te verminderen, wellicht snel opgeven.

DEEL 4

Herademen met de Buteyko-methode

Historiek

Konstantin Pavlovich Buteyko werd in 1923 in Oekraïne geboren. Na de Tweede Wereldoorlog studeerde hij geneeskunde in Moskou. Hij bestudeerde de ademhaling van gezonde en zieke mensen en ontdekte dat te vaak en te diep ademen een negatieve invloed heeft op de gezondheid. Hij merkte dat patiënten bij wie je tijdens de ademhaling de borstkas nauwelijks zag bewegen – alsof ze te lui waren om te ademen – sneller herstelden. In de jaren 50 richtte hij zelf een experimenteel laboratorium op waar hij 200 artsen opleidde en waar gedurende 10 jaar diepgaand onderzoek gedaan werd naar de ademhaling. Zijn laboratorium was uitgerust met de modernste apparatuur voor die tijd.

In 1985 werd de Buteyko-methode officieel erkend door het Russische Ministerie van Volksgezondheid. In Rusland, Oekraïne, Groot-Brittannië, Nieuw-Zeeland en Israël wordt de methode als ondersteunende geneeswijze erkend. Ze mag dus paramedisch aangeboden worden. In o.a. Nederland en Singapore zijn er Buteyko-klinieken maar is er nog geen officiële erkenning.

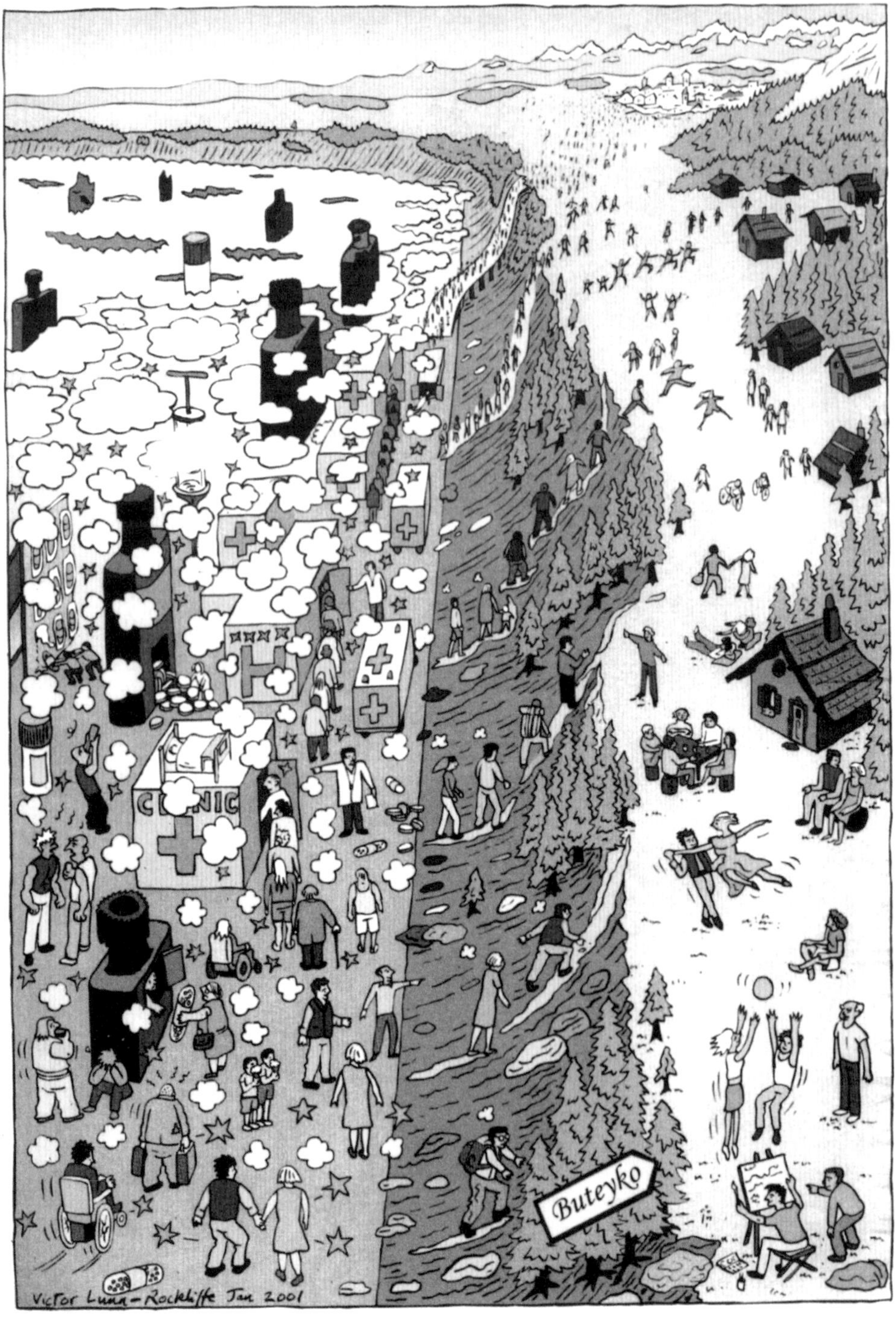

CLINIC
Buteyko
Victor Luna-Rockliffe Jan 2001

Essentie van de Buteyko-methode

De Buteyko-methode bestaat uit het geleidelijk verminderen van de diepte van de ademhaling door ontspanning van het middenrif, zodat een gevoel van een licht tekort aan lucht ontstaat. Dit gevoel dient tijdens de training voortdurend bewaard te worden, in die mate dat het comfortabel blijft aanvoelen.

De Buteyko-methode is geen alternatieve geneeswijze. Ze werkt volgens de principes van het Bohr-effect, die erkend worden binnen de reguliere geneeskunde. Dit fenomeen verklaart waarom een diepe ademhaling de zuurstofvoorziening van onze weefsels niet verbetert, maar juist verslechtert.

Bij de Buteyko-methode wordt de diepe ademhaling gezien als de oorzaak van zuurstoftekort in de lichaamscellen. De methode is het tegenovergestelde van de conventionele benadering, waarbij mensen gevraagd wordt diep te ademen.

De Buteyko-methode zegt: adem minder, adem niet zo diep en adem door je neus!

Bij langdurig te snel en te diep ademen spreken we van chronische hyperventilatie. Deze ademhaling ontregelt een aantal belangrijke processen in ons lichaam, wat ziektes kan veroorzaken.

Arts en fysioloog Buteyko ontwikkelde samen met andere fysiologen en mathematici een speciale ademhalingstechniek om de conditie van de ademhaling te controleren zonder de ingewikkelde apparatuur die in ziekenhuizen werd gebruikt. Hun zeer grondig statistisch onderzoek leidde tot een demonstratief criterium, de zogenaamde Controle Pauze (CP), waarvan we de meetmethode uitvoerig zullen bespreken.

Met behulp van deze ademhalingstechniek kon de patiënt zelf zijn ademhaling stap voor stap terugbrengen naar een normale rustige ademhaling. De kern van de methode is dus de vermindering van de diepte van de ademhaling door de ontspanning van de ademhalingsspieren, in het bijzonder het middenrif. Daarnaast verminderen we een klein beetje de inademing zodat er een aangename zuurstofhonger ontstaat zonder dat het ritme van de ademhaling wordt verstoord.

Aan de kinderen in mijn praktijk vertel ik het verhaal van het muisje en de grote hongerige kat, waarbij de kat zwaar briesend ademt en sist, op zoek naar het muisje, dat hem door dit lawaai goed kan horen. Maar het slimme muisje ademt onhoorbaar en onzichtbaar, licht en ondiep, en kan zich daardoor zo gemakkelijk voor de kat verstoppen dat die hem niet vindt.

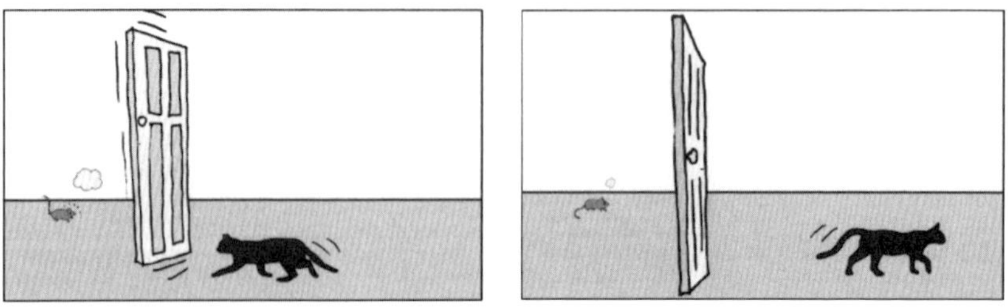

Het is verbazingwekkend hoe snel de kleintjes deze ademtechniek doorhebben.

Bij volwassen cliënten spreek ik over het visualiseren van de ademhaling van een samoerai, zo miniem, onzichtbaar en rustig dat zelfs een pluimpje onder hun neus niet beweegt tijdens het in- en uitademen.

We beschreven al uitgebreid de standaardlijst van de symptomen en hun gradaties bij (chronische) hyperventilatie, waar iedere hyperventilant zich in herkent.

Dokter Buteyko beschrijft naast de reguliere symptomen nog enkele aanvullende symptomen die we fysiek niet dadelijk herkennen, maar die zich wel voordoen tijdens het hyperventileren.

Deze symptomen worden rechtstreeks veroorzaakt door het gebrek aan CO_2 in onze weefsels.

- **De bloeddruk daalt** (zelfs zover dat je kunt flauwvallen) om te voorkomen dat overgeventileerd bloed naar de weefsels stroomt. Tijdens de flauwte kan het CO_2-peil zich herstellen.

- Bij chronisch hyperventileren maakt het lichaam **extra cholesterol** aan als bescherming voor onder andere de spiercellen, zenuwcellen en bloedvaatwanden. Cholesterol beschermt weefsels tegen schadelijke invloeden van de omgeving en voorkomt overmatig verlies van CO_2. Een daling van het CO_2-gehalte met 0,1% verhoogt het cholesterolgehalte met 10 mg%.

- **Verkalking of sclerose** van de bloedvaten, bronchiën en weefsels is een beschermende reactie tegen een chronisch diepe ademhaling. Sclerose is een verharding en een verdediging van de weefsels tegen een soepele uitvoering van de diepe ademhaling. Sclerose van longweefsel kan – bij een niet te ver gevorderde fase – hersteld worden als de ademhaling terug wordt gebracht naar de norm. De sclerose verdwijnt omdat het lichaam de sclerose niet meer nodig heeft om de gevolgen van de diepe ademhaling tegen te gaan.

- Bij verlies van CO_2 neemt de **slijmproductie door de slijmvliezen** toe. Je krijgt een loopneus, slijm op de luchtwegen enzovoort; dit slijm beschermt de longen tegen het verlies van koolstofdioxide.

- De afname van CO_2 sterkt de binding van zuurstof aan de hemoglobine in het bloed, waardoor de overdracht van zuurstof uit het bloed naar de orgaancellen wordt bemoeilijkt.

Twee vicieuze cirkels

In dit boek gebruik ik verschillende keren de uitspraak: 'de cirkel is rond', of 'de hyperventilant belandt in een vicieuze cirkel'. Dit doe ik bewust om te benadrukken hoezeer de hyperventilant de situatie waarin hij verkeert cultiveert tot vicieuze cirkels, waar hij niet uit denkt te kunnen komen.

De eerste vicieuze cirkel

Wanneer een vermindering van de zuurstofopname door een tekort aan CO_2 in de weefsels van de hersenen en nieren een bepaald niveau bereikt, wordt het ademhalingscentrum in onze hersenen geactiveerd en gaan we dieper ademen. Het ademhalingscentrum raakt op termijn gewend aan de lagere CO_2-spanning en geeft steeds sneller een impuls tot ademhalen.

Hierdoor scheiden we via de uitademing nog meer CO_2 uit en wordt de vernauwing van bloedvaten en bronchiën versterkt. Door het gebrek aan CO_2 worden ook de spijsvertering en het immuniteitssysteem stilgelegd. Het zuurstoftekort in de weefsels neemt toe, en we gaan nog dieper ademhalen.

De tweede vicieuze cirkel

De diepe ademhaling vergroot ook de spanning van het zenuwstelsel door de daling van het CO_2-gehalte. We raken in de vv-modus en dat zorgt weer voor extra activering van het ademhalingscentrum. Hoe opgewondener de mens is, hoe sneller hij ademhaalt en hoe opgewondener hij raakt.

Het zenuwstelsel wordt door het toenemende zuurstoftekort in de zenuwcellen overmatig gevoelig voor invloeden van buitenaf, met onder andere angstgevoelens tot gevolg. In principe beschadigt een te diepe ademhaling in de eerste plaats het zenuwstelsel.

Het is van groot belang dat de hyperventilant beseft dat deze vicieuze cirkels, zowel mentaal als fysiek, wel degelijk doorbroken kunnen worden door het ademhalingscentrum te herprogrammeren.

Theorie van Buteyko: samenvatting

- De diepe ademhaling is schadelijk.
- De diepe ademhaling verstoort het zuur-base-evenwicht.
- Een tekort aan koolstofdioxide versterkt de binding tussen hemoglobine en zuurstof zodat zuurstof moeilijker aan de cel afgegeven wordt.
- Ons lichaam vernauwt de uitstromingskanalen om een bovenmatig verlies van CO_2 tegen te gaan (vernauwing bronchiën en bloedvaten, verstopte neus ...).
- Een tekort aan zuurstof in de hersenen, veroorzaakt door de diepe ademhaling, wordt extra versterkt door de vernauwing van de bloedvaten.
- Hoe sneller je ademhaalt, hoe meer je een gebrek aan lucht voelt, hoe sneller je gaat ademhalen. Hyperventilatie krijgt een chronisch karakter.

Meten van je Controle Pauze (CP)

De fysiologie hanteert het begrip ‘norm’. De norm is wat onze gezondheid bepaalt.

Hoe kunnen we controleren of onze ademhaling binnen de norm is?

De apparatuur die dokter Buteyko in zijn lab ter beschikking had, was gespecialiseerd in alle metingen van het CO_2-niveau en andere gassen in de longen en de cellen. Helaas is deze apparatuur niet altijd voorhanden.

De Controle Pauze (CP) is een methode die hier zo nauw mogelijk bij aansluit als test voor de weergave van de gezondheidstoestand van de patiënt. De gehanteerde criteria geven immers de verhouding tussen de (bovenmatige) longventilatie en de CP aan.

De Controle Pauze is geen oefening op zich, maar een weergave van je conditie op dat moment.

Om de CP te meten ga je recht op een stoel zitten, de voeten stevig op de grond. Ontspan je spieren. De belangrijkste spier daarbij is het middenrif, de grootste ademhalingsspier. Laat je schouders ontspannen hangen, zodat je nek lang wordt. Je buik beweegt ontspannen in en uit, de schouders blijven stil.

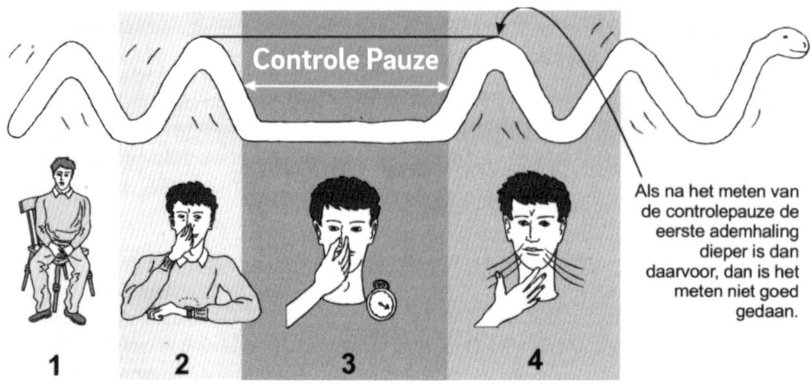

Na enkele minuten ontspannen in- en uitademen, adem je zonder inspanning uit en knijp je met twee vingers je neus dicht (je mond blijft altijd gesloten!).

Gelijktijdig met het dichtknijpen van je neus begin je te tellen, uit het hoofd of met behulp van een stopwatch, wat een nauwkeuriger resultaat geeft. Je mag licht heen en weer wiegen als dat gemakkelijker aanvoelt om je spieren ontspannen te houden. Je houdt je adempauze zo lang vol tot je een licht zuurstoftekort voelt en je de neiging krijgt om weer te gaan ademen. Op het moment dat je je neus loslaat stopt de telling en adem je verder door de neus, ongeveer op hetzelfde tempo als voordat je de neus dichtkneep. Is de ademhaling dieper, dan heb je een te lange pauze gehouden.

Het aantal seconden dat je zonder inspanning niet geademd hebt (dat kan 5, 10, 60 of zelfs meer seconden zijn), vormt je Controle Pauze (CP). Het vraagt enige oefening om de neus te leren loslaten op het moment dat je luchthonger voelt.

Je blijft na de meting gedurende 5 minuten rustig doorademen door de neus, waarbij je na een minuut de diepte van de inademing een beetje mag verminderen, zonder dat het onaangenaam wordt. Gelijktijdig pas je de buikademhaling toe. Het uitademen gaat vanzelf, daar hoeven we geen rekening mee te houden.

Zorg altijd dat de vermindering van de diepte van de ademhaling comfortabel blijft.

Wanneer je het meten van de CP goed onder de knie hebt, kun je voorafgaand je hartslag meten. Noteer die en meet vervolgens je Controle Pauze. Na de meting blijf je enige minuten zuinig, ondiep en ontspannen ademhalen, maar wel zo dat het comfortabel blijft aanvoelen. Meet dan opnieuw je hartslag en noteer pas nu zowel je CP als de hartslag na de CP-meting.

Bij een juiste ademhaling daalt de hartslag en stijgt de CP. Indien je hartslag bijvoorbeeld van tevoren 80 slagen per minuut was, je CP 20, en je hartslag na afloop 78 of 75 slagen per minuut, heb je op een correcte manier ontspannen en de meting niet geforceerd.

De Controle Pauze is dus goed gemeten als er na de meting géén extra diepe ademhaling volgt. Het vraagt in het begin enige inspanning om dit evenwicht te vinden, maar geduld wordt beloond. Een Controle Pauze forceren, omdat je zo graag wilt dat deze stijgt, heeft geen zin, integendeel: je gaat dan nadien nog dieper ademen.

Het is belangrijk goed naar je lichaam te luisteren, de pauze te meten tot een lichte luchthonger ontstaat, en na de meting rustig te blijven ademen. Bij sommige mensen stijgt de CP snel, bij anderen vraagt het meer tijd, dat moet je gewoon aanvaarden. Rustig blijven en op een correcte manier oefenen levert op termijn bij iedereen resultaat.

Naarmate je CP stijgt, neemt de diepte van je ademhaling af en stijgen het koolstofdioxidepeil in de longblaasjes en het zuurstofgehalte in de weefsels, en kun je steeds langer zonder ademhaling.

De CP geeft een indicatie van je algehele gezondheid. Als de CP 60 seconden duurt, heb je een normale ademhaling en ben je volgens de waarden in de tabellen gezond. De meting geeft ook een betrouwbaar beeld van het gehalte aan koolstofdioxide in het bloed. Volgens Buteyko's gegevens is 6,5% koolstofdioxide in de longblaasjes de norm.

Op basis van je 'adempauze' kun je via een formule uitrekenen hoeveel liter zuurstof je per minuut inademt. Bijvoorbeeld: een CP van 30 staat gelijk met een zuurstofinname van 7 liter/minuut, hetgeen vrij goed is (5 tot 7 liter is normaal).

Gezondheids-toestand	**Ademhaling**	**Mate van gezond-heid of ziekte**	**CO_2 in de longblaasjes %**	**mm Hg**	**Controle-pauze sec.**	**Maxi-male pauze sec.**	**Polsslag per minuut**
Supergezond	Oppervlakkig	V	7,5	54	180	210	48
		IV	7,4	53	150	190	50
		III	7,3	52	120	170	52
		II	7,1	51	100	150	55
		I	6,8	48	80	120	57
Gezond	Normaal		6,5	46	60	90	60
Ziekte	Diep	I	6,0	43			
		II	5,5	40	50	75	65
		III	5,0	36	40	60	70
		IV	4,5	32	30	50	75
		V	4,0	28	20	40	80
		VI	3,5	24	10	20	90
		VII	grens van het leven		5	10	100

Bij een CP van 15 seconden wordt er 3 keer meer lucht ingeademd dan de norm is.

Bij een CP van 30 verdwijnen de symptomen van astma; nader je een CP van 40 seconden, dan is er al sprake van een vrij goede gezondheid.

Bij mensen met een diepe ademhaling is de CP altijd korter. Hier is de boodschap dus om minder diep adem te halen door het middenrif te ontspannen. Op termijn zullen het CO_2-niveau en de lengte van de Controle Pauze toenemen.

Tijdens het trainen van de ademhaling is het belangrijk de CP dagelijks, en meerdere keren per dag, te meten. Naarmate de ademfrequentie en -diepte afnemen stijgt de CP. Dan weet je dat je goed aan het trainen bent.

De belangrijkste voordelen van de neusademhaling:

1. **De neus werkt als een filter voor schadelijke stoffen** als bacteriën, pollen, stof, mijten, schimmels ... Als dit soort stoffen via de mond de longen binnenkomen, lopen we een grotere kans om ziek te worden.
2. **De neus bevochtigt de ingeademde lucht en regelt de temperatuur ervan.** De longen zijn heel vochtige organen en ze houden niet erg van temperatuurschommelingen. Lucht die wordt ingeademd via de mond is droger en minder aangepast aan de lichaamstemperatuur.
3. **Door de neus haal je automatisch minder diep adem.** Kijk alleen al naar de verhouding tussen die twee kleine neusgaten en die ene grote mond. Een te diepe ademhaling verstoort de balans tussen de gassen in je lichaam.

Dokter Buteyko gaat ervan uit dat je bij een CP van 60 seconden een goede gezondheid hebt en de ademhalingsoefeningen niet langer hoeft toe te passen. Een regelmatige controle om te kijken of je CP op dit niveau blijft, is wel aan te raden. Als je merkt dat je CP daalt, kun je weer met oefeningen beginnen om de ademhaling te normaliseren.

De reactie van professor B. Psahis, doctor in de medische wetenschappen, op de Buteyko-methode luidt als volgt: 'Dankzij de methode van dokter Buteyko wordt de verkeerde stofwisseling van de zieke mens ten goede veranderd. Je kunt alleen verbaasd zijn dat door het conservatisme van onze medische structuren deze Buteyko-methode al decennialang alleen door zijn eigen enthousiasme en door het enthousiasme van zijn groep leerlingen wordt verspreid.'

De praktijk: oefeningen

a. Workshop

Tijdens mijn opleiding tot gezondheidsconsulente hoorde ik dat er in Nederland cursussen over de Buteyko-methode gegeven werden, een ademhalingstechniek die niet mocht ontbreken in mijn eindwerk. Dus trok ik naar Tilburg om me deze, tot dan toe voor mij onbekende, ademtechniek eigen te maken.

Mijn docente, mevrouw Masha Anthonissen-Kotousova, is de enige Buteyko-specialist in Nederland die door dokter Buteyko zelf is opgeleid. In 1987 ging zij naar Akademgorodok in Siberië, waar hij toen woonde. Daar heeft zij een opleiding gevolgd en later ook met hem samengewerkt. Als eerste introduceerde zij in 1998 de Buteyko-methode in Nederland en sinds oktober van dat jaar geeft zij Buteyko-cursussen.

De Buteyko-methode werd aanvankelijk ontwikkeld voor astmapatienten, bij wie deze met groot succes toegepast werd en wordt. Later werd duidelijk dat de techniek ook helend werkte voor andere ademhalingsproblemen, zoals ook voor chronisch hyperventilanten, wat eigenlijk logisch is. Bij hyperventilatie is immers sprake van ademnood door een reëel zuurstofgebrek, veroorzaakt door gebrek aan koolstofdioxide (CO_2).

Het is aan te bevelen om contact op te nemen met een therapeut of om je in te schrijven voor een volledige Buteyko-cursus als je merkt dat je Controle Pauze (CP) niet stijgt en je geen gezondheidsverbetering voelt bij het regelmatig uitvoeren van de oefeningen. Het kan immers zijn dat je de uitleg verkeerd interpreteert en ze niet correct uitvoert.

Om je te helpen met de Buteyko-oefeningen wil ik je laten kennismaken met de ademslang. Het ademen kan gemakkelijk worden weergegeven aan de hand van de golfbewegingen van een slang. De slang staat ook symbool voor de filosofie van Dr. Buteyko zelf over ademhalen.

Ademen is een fysiologisch proces dat respect verdient en dat je met grote gevoeligheid moet behandelen, alsof het om een levend wezen gaat.

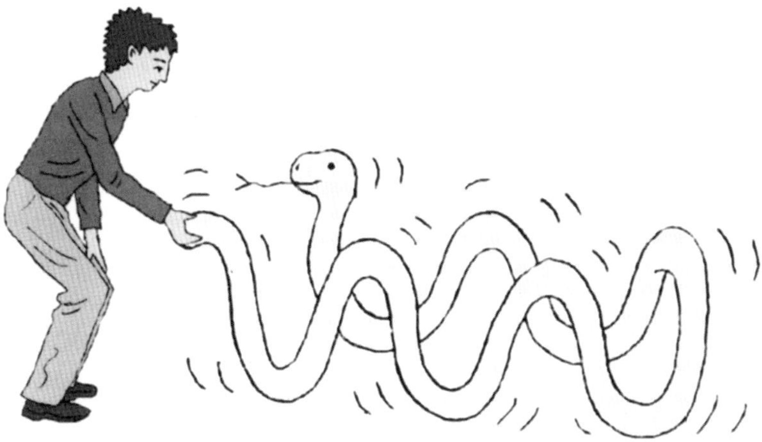

Licht of normaal ademen is een fundamentele voorwaarde voor een lang en gezond leven. Diepe ademhaling is de basis voor veel ziekten. Rood staat voor de diepe ademhaling, blauw voor de lichte ademhaling en geel en groen voor de stadia ertussen.

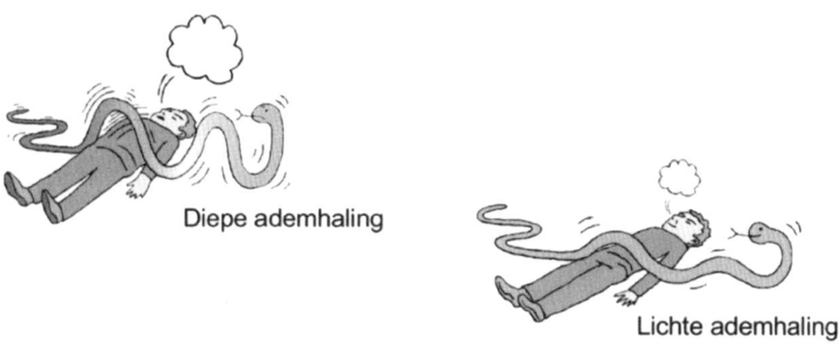

Het herstellen van de ademhaling mag nooit een strijd zijn. Zie het liever als iets levends dat je koestert en voedt als een baby.

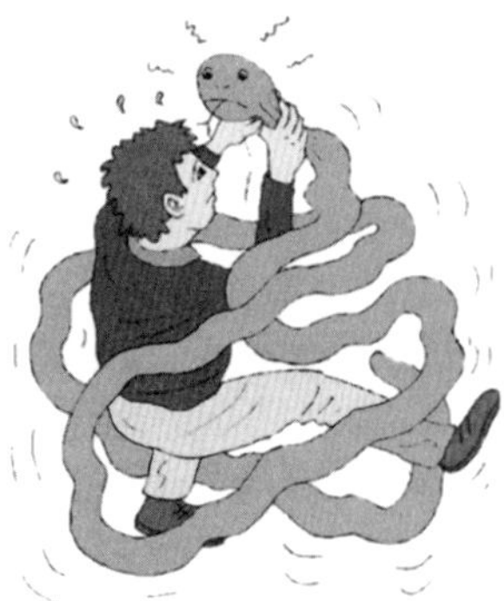

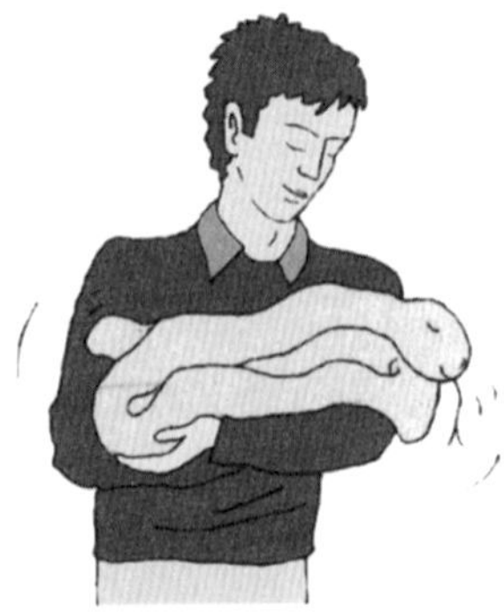

b. Meten van je Ochtend Controle Pauze (OCP)

Terwijl je je Controle Pauze (CP) op ieder moment van de dag kan testen, is het meten van je Ochtend Controle Pauze (OCP) zowat het eerste dat je doet bij de start van iedere dag. De OCP meet je op dezelfde manier als de CP. Net als de CP is het feitelijk geen ademtraining, maar ik licht het hier toe omdat elke dag start met het meten van je OCP, en de praktijkoefeningen daarop volgen.

Ga na het ontwaken rechtop op de rand van je bed zitten, ontspan je spieren (vooral het middenrif), laat je schouders hangen en maak je nek lang.

Je ademt zo enkele minuten ontspannen in en uit om dan na een zachte ondiepe uitademing je neus met twee vingers dicht te houden. Vanaf dan start je met tellen tot het moment dat je een ademreflex voelt. Bij het loslaten van je vingers adem je rustig door je neus verder. Het tempo van je ademhaling moet gelijk zijn aan het tempo voor aanvang van de meting. De tijd dat je niet ademende, is je Ochtend Controle Pauze.

Een comfortabel tekort aan lucht

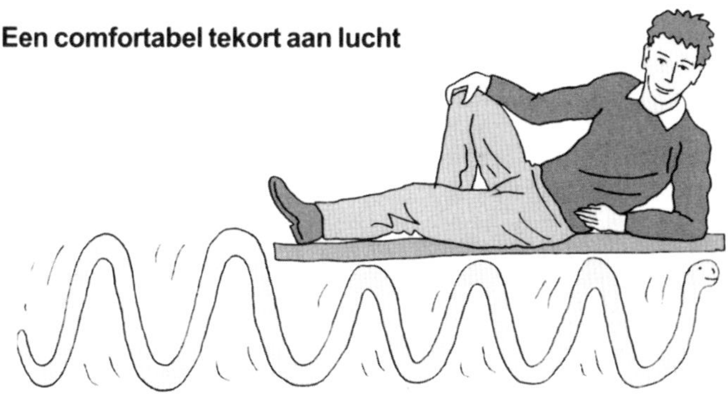

Je blijft rustig doorademen, terwijl je door bewuste controle een gezonde luchthonger creëert. Je ademt net iets minder dan nodig is, maar wel in een mate waarin het comfortabel blijft aanvoelen. Uitademen gaat vanzelf, daar hoeven we niet aan te denken. Klein, licht en ontspannen ademen zorgt ervoor dat je weinig CO_2 verliest en daardoor beter zuurstof opneemt in je cellen, de essentie van de Buteykomethode.

Na enkele minuten ademen op deze manier herhaal je de OCP-meting. Dat doe je drie keer, zodat je in totaal ongeveer twintig minuten bezig bent.

Ook hier neem je, zodra je de techniek onder de knie hebt, je hartslag op voor de OCP-meting, en enkele minuten erna, wanneer je ademhaling het rustigst is. Noteer elke ochtend alle gegevens.

Deze beide waarden (OCP en hartslag) zijn de referentiewaarden voor de effectiviteitsgraad van je oefenprogramma. Ze vormen een graadmeter voor de mate waarin je gedurende de nacht mogelijk gehyperventileerd hebt.

De OCP moet bij correcte dagelijkse training blijven stijgen tot je een OCP-pauze van 40 of meer meet. De hartslag na de meting zal in verhouding dalen. Dan weet je dat je correct oefent. Je zult dan ook voelen dat de symptomen van chronische hyperventilatie geleidelijk aan verminderen of verdwijnen.

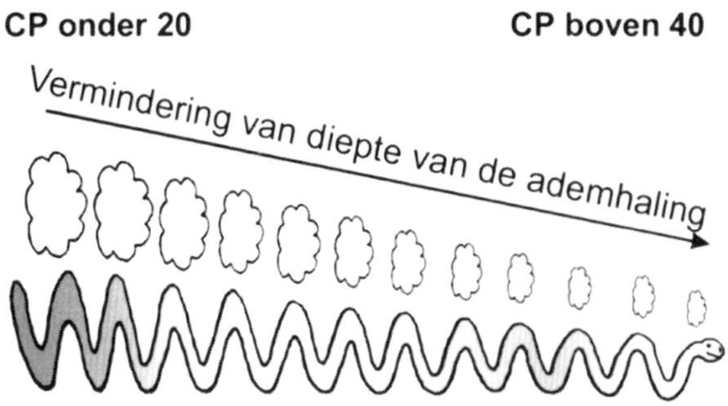

Het belangrijkste doel van alle Buteyko-ademhalingsoefeningen is het verminderen van het luchtvolume dat door de longen heen vloeit. Dit stelt je in staat het CO_2-niveau op te bouwen tot normale waarden, zodat de ademhaling zich kan herstellen.

Mijn eerste OCP bleef steken op 12. Confronterend. Er was veel werk aan de winkel, maar geduld is een schone zaak. Het vergde enige tijd eer ik mijn CP en OCP zag stijgen.

Het meten van je CP of je OCP is dus geen oefening of training; de uitslag van de meting is slechts een indicatie van je gezondheidstoestand op dat moment.

Voor ik de diverse praktijkoefeningen toelicht is het zeer belangrijk te weten dat je minstens twee tot drie keer per dag 15 tot 20 minuten zou moeten oefenen. Begin je dag met het meten van je OCP. Maak vervolgens een keuze uit enkele oefeningen en pas die gedurende 10 tot 15 minuten toe.

Het best kies je 's ochtends voor een oefening waarbij het CO_2-niveau zo snel mogelijk naar boven gaat, omdat de kans groot is dat dit niveau gedaald is door hyperventilatie tijdens je slaap. Zo kun je onmiddellijk je hersenen resetten naar een hoger CO_2-niveau.

Overdag doe je je oefeningen naar keuze, op diverse momenten, en 's avonds voor het slapengaan sluit je af met 15 minuten oefenen, gevolgd door het meten van je CP en hartslag.

Je lichaam gaat zich pas herprogrammeren wanneer je gedurende twaalf weken ongeveer een uur per dag oefent. De hersenen hebben immers drie weken nodig om de nieuwe gewoonte in te passen, en zes weken om het nieuwe ademhalingssysteem te verankeren. Na deze periode zal de nieuwe ademhalingstechniek je eigen worden en kun je deze op elk geschikt moment toepassen zonder dat het je enige moeite kost. Je ademt niet langer diep of gejaagd, je ademt Buteyko!

Richtlijnen bij aanvang van elke oefening

1. Altijd een ontspannen, kleine, ondiepe ademhaling door de neus handhaven, waarbij je enkel aandacht besteedt aan de inademing.
2. Rechtop zitten, ontspannen.
3. Schouders omlaag laten hangen en de buikademhaling toepassen.
4. Je middenrif loslaten, de buik ontspannen.
5. De oefening altijd beginnen ná een ontspannen uitademing.
6. Na een oefening altijd door de neus blijven ademen.

OEFENING I

De diepte van de ademhaling verminderen door ontspanning

—

Met deze oefening willen we de diepte van de ademhaling verminderen om zo het CO_2-gehalte in de longblaasjes te verhogen.

De oefening is niet zo eenvoudig als die lijkt omdat er veel aandacht en concentratie gevraagd wordt bij de observatie van je ademhalingsproces.

We starten met bewust ademhalen en het bewust ontspannen van je ademhalingspieren. Je probeert je ademproces te zien en te voelen terwijl je ontspannen op een stoel zit.

Ontspan je lichaam door een bodyscan te uit te voeren van je voeten tot je hoofd. Je voelt waar er spanning zit en laat die los. Besteed vooral aandacht aan het ontspannen van je middenrif (en in het verlengde al je buikspieren). Leg je hand onder je ribben en voel of je buik op en neer gaat bij het ademen. Op deze manier ervaar je hoe de lucht zich een weg baant tot onder in je longen. Je schouders blijven laag, en je ademt niet vanuit de borstkas.

De tijd die nodig is om de diepte van je ademhaling te verminderen is afhankelijk van de mate waarin je ademhalingsspieren ontspannen raken. Probeer daarbij echter niets te forceren.

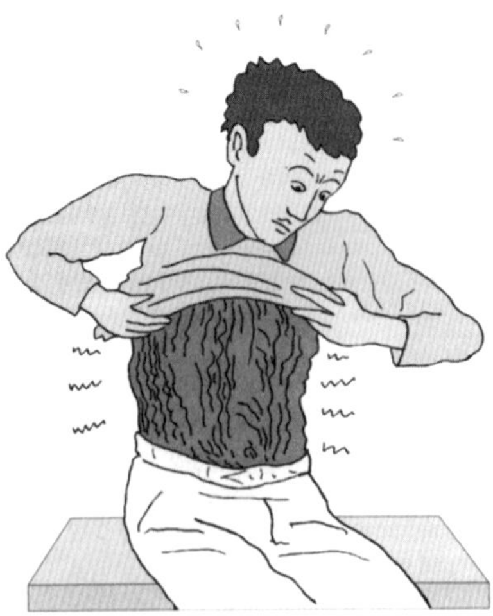

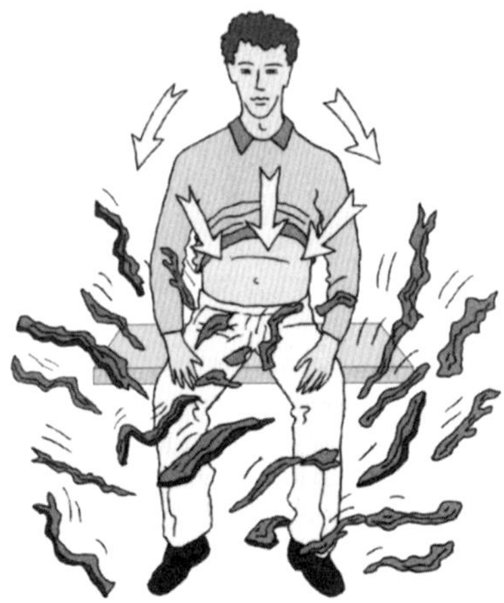

Ontspan!

Probeer deze oefening op elk beschikbaar moment, op elke mogelijke locatie te doen. Gewoon stilstaan bij je ademhaling en ontspannen. Het kan soms wat tijd vragen om aan te voelen hoe je je spieren kunt ontspannen. Neem die tijd, raak niet ontmoedigd als het niet meteen lukt, maar herhaal de oefeningen tot je resultaat voelt.

Wanneer je enige staat van ontspanning ervaart, probeer je je ademhaling waar te nemen en iets minder diep te maken; je schouders en middenrif blijven daarbij ontspannen. De verandering in je ademhaling moet wel comfortabel blijven aanvoelen en mag niet geforceerd worden. Je verlaagt de luchtstroom dus bewust een beetje terwijl je inademt. Als dit correct uitgevoerd wordt, ervaar je een aangenaam en rustig gevoel, waardoor je verder ontspant.

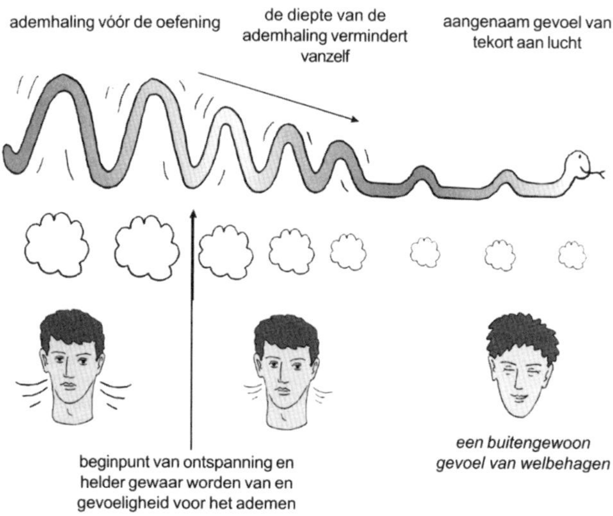

Probeer deze ademhaling enkele minuten moeiteloos uit te voeren. Wanneer je lichaam na 10 tot 15 seconden weer begint aan te spannen, zul je weer dieper gaan ademen. Je kunt dan beter even stoppen met oefenen om het wat later opnieuw te proberen.

OEFENING 2

Veel korte adempauzes door de dag heen inlassen

Deze oefening lijkt een beetje op het meten van de Controle Pauze, maar in dit geval gaan we, verspreid over de dag, de adempauze maar enkele seconden aanhouden, om daarna ontspannen door de neus verder te ademen.

Dit kun je onbeperkt oefenen; wel tien, vijftig, honderd keer per dag.

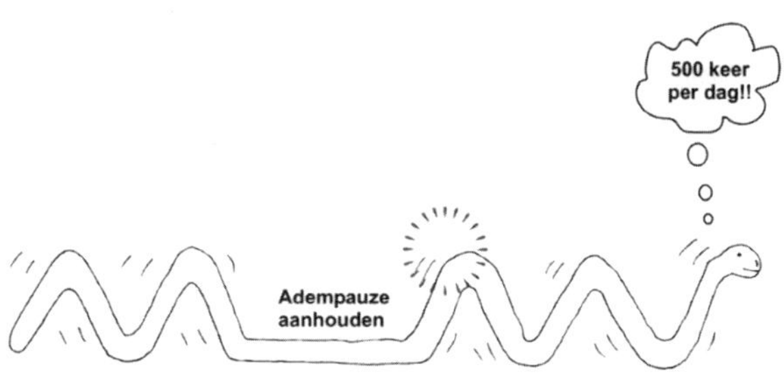

Deze oefening is heel gemakkelijk voor mensen die door hun drukke werkzaamheden overdag weinig tijd hebben om langere tijd en met aandacht te oefenen. Je kunt ze toepassen tijdens een autorit, tijdens de afwas, op het werk, in de trein ...

Vele malen je adempauze even aanhouden gedurende de dag

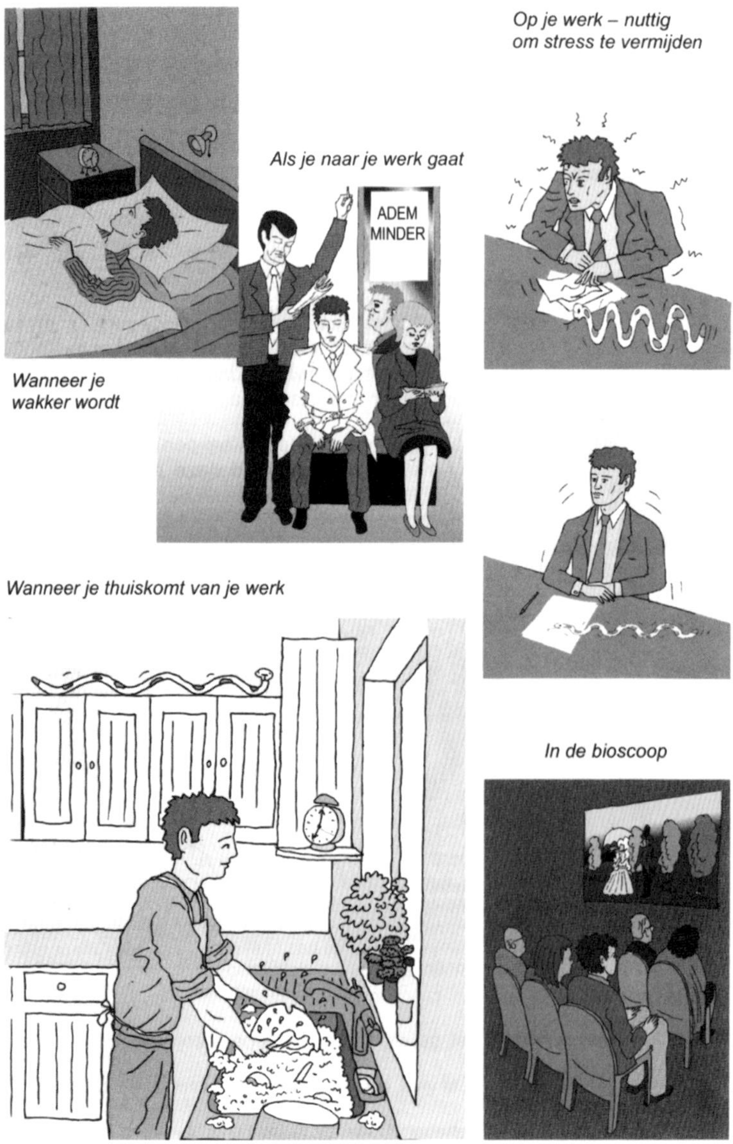
Wanneer je wakker wordt
Als je naar je werk gaat
ADEM MINDER
Op je werk – nuttig om stress te vermijden
Wanneer je thuiskomt van je werk
In de bioscoop

OEFENING 3

Verstopte neus openen

—

Een verstopte neus wordt vaak veroorzaakt doordat het lichaam bij chronische hyperventilatie probeert de uitstroom van CO_2 te verminderen.

Als je telkens neussprays gebruikt, behandel je de symptomen, maar pak je de oorzaak niet aan.

De volgende oefening kan helpen de neus te openen:
Ga rechtop zitten op een stoel die voorkomt dat je onderuitzakt. Adem rustig in door de neus. Adem rustig uit – houd je mond dicht – en knijp dan met twee vingers je neusgaten dicht. Houd je adem zo lang mogelijk in, terwijl je met je hoofd een knikkende beweging maakt . Laat pas wanneer je het niet langer vol kunt houden de neus los. De mond blijft dicht, en je ademt ondiep verder door de neus.

Is je neus hierna niet voldoende open, herhaal de oefening dan tot je neus volledig open is. Je blijft uiteraard ondiep ademen, zodat de verhoging van je CO_2-waarde de neus open zal houden. Je zult al merken dat je neus iets minder verstopt is. Als je zwaar verkouden bent, met koorts en griepsymptomen, kan het moeilijker zijn om de neus met deze oefening open te krijgen en kun je de neus spoelen met een zoutoplossing.

OEFENING 4

Leren lezen en spreken

—

Dit is een aangename gemakkelijke oefening die zeer effectief is: hardop lezen.

In plaats van tussen de zinnen door via de mond naar lucht te happen, adem je hierbij telkens lucht via je neus, nooit via je mond. Dat gaat gemakkelijk wanneer je langzaam leest, omdat je dan zelf kunt opmer-

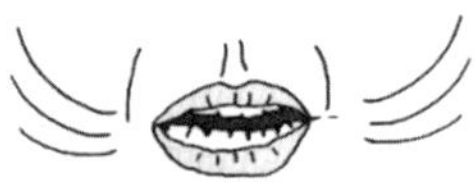
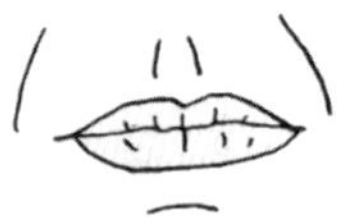
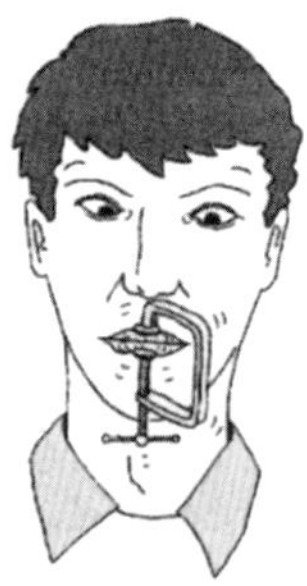
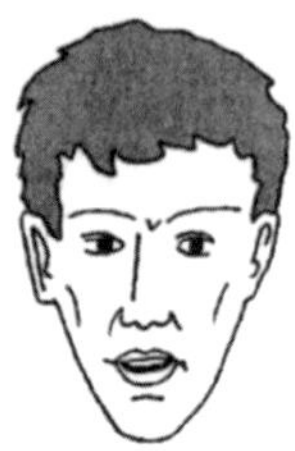

ken wanneer je onbewust toch via de mond lucht aangezogen hebt.

Het is goed om pauzes tussen de zinnen in te lassen. Probeer tegelijk je spieren te ontspannen. Bij lange zinnen neem je halverwege de zin kleine ademteugjes door de neus.

Wanneer je immers tijdens het lezen steeds zuurstof opneemt door de mond, verlies je in verhouding te veel CO_2. De spieren en weefsels in je keel, zoals de stembanden, krijgen dan niet voldoende zuurstof. Je kunt hees en/of zenuwachtig worden of de kracht in je stem verliezen. Vaak heb je niet eens voldoende zuurstof om je zin af te maken.

Oefen het hardop lezen minstens 5 minuten per dag. Oefen langer wanneer je een beroep uitoefent waarbij het gebruik van je stem van primair belang is.

Dezelfde techniek pas je toe bij het spreken. Daarbij kun je jezelf gemakkelijker observeren in de spiegel. Je hoeft immers niet op papier te kijken.

Ga voor de spiegel staan en vertel een verhaal. Kijk aandachtig in de spiegel om te zien of je tussen de zinnen in door je neus of door je mond ademt. Ook hier geldt dat langzaam spreken en de nodige adempauzes nemen, de oefening vergemakkelijkt.

In volmaakte omstandigheden zouden we tijdens een gesprek of tijdens het hardop lezen altijd door de neus moeten ademen. Dan verliezen we immers veel minder CO_2, waardoor het spreken niet vermoeit, de spieren niet aanspannen, we geen zuurstofgebrek ervaren en de stembanden niet geïrriteerd raken. Een ontspannen zenuwstelsel is een extra troef in de stressbeheersing.

OEFENING 5

Stappenoefening

Bij de stappenoefening beginnen we vanuit een staande positie.

Adem enkele minuten rustig in en uit door de neus. Na een uitademing knijp je de neus dicht en begin je rond te stappen, bijvoorbeeld in je woonkamer of hal.

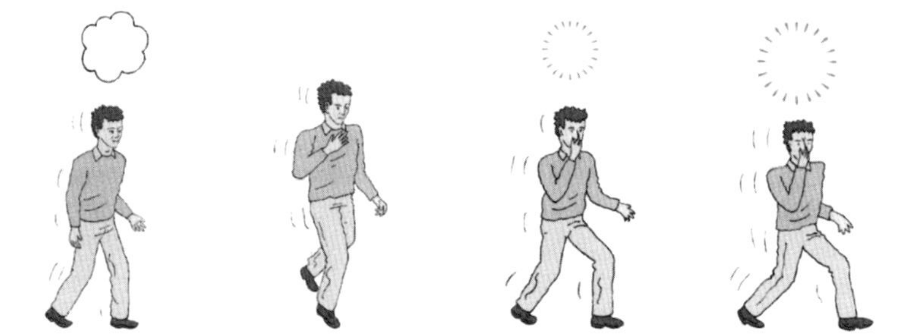

Terwijl je loopt,

begin je de adempauze door je neus dicht te knijpen na een normale uitademing.

Blijf lopen, terwijl je een steeds toenemend gevoel van luchttekort ervaart van licht, naar gemiddeld

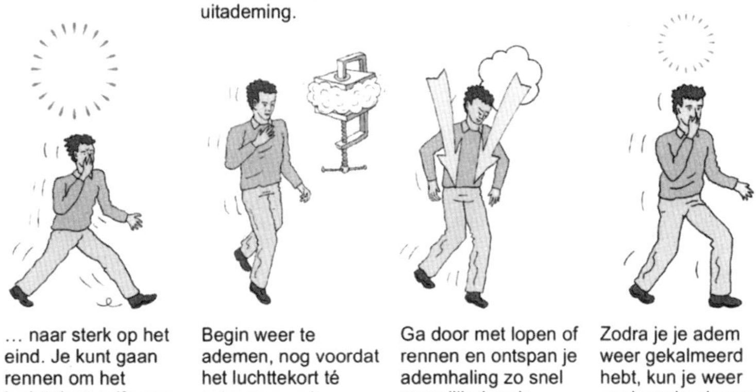

… naar sterk op het eind. Je kunt gaan rennen om het luchttekort zelfs nog groter te maken.

Begin weer te ademen, nog voordat het luchttekort té extreem wordt. Handhaaf een licht-tot-gemiddeld luchttekort

Ga door met lopen of rennen en ontspan je ademhaling zo snel mogelijk door je ademspieren te ontspannen.

Zodra je je adem weer gekalmeerd hebt, kun je weer opnieuw beginnen.

Je telt je stappen net zo lang tot je voelt dat je zuurstof nodig hebt en je je neus niet meer dicht kunt houden. Laat de neus los, maar blijf door de neus ademhalen. Je stapt in een goed tempo door, tot je weer een evenwichtige ademhaling hebt.

Bij een correcte uitvoering van deze oefening heb je je CO_2-gehalte doen stijgen door te stoppen met ademhalen. Daardoor stopte immers ook het verlies van CO_2.

Maar door te bewegen heb je een extra bron van CO_2 geactiveerd. Dubbele CO_2-voorziening, dus ook dubbel zo snel resultaat!

Tel altijd het aantal stappen dat je hebt gezet zonder te ademen. Dit aantal noteer je, samen met de gegevens van je hartslag en je CP-meting vóór de oefening en een kwartiertje na de oefening. Op basis van deze gegevens kun je zelf je vooruitgang opvolgen.

Ik meet mijn CP of hartslag enkel voor en na een training van minstens een kwartier of een halfuur. Korte of eenmalige oefeningen doe ik gewoon tussen de soep en de aardappelen door en dan noteer ik de waarden niet. Iedere hyperventilant moet voor zichzelf beslissen of hij deze korte oefeningen ook wil noteren als hij al enige tijd met de training bezig is.

Wanneer je deze Buteyko-oefening tijdens het wandelen doet, knijp je al wandelend na een uitademing je neus dicht en blijf je met ingehouden adem doorlopen tot je niet langer zonder zuurstof kunt. Je laat de neus los, loopt door en zorgt ervoor dat je ademhalingsritme zich herstelt. Dit kun je verschillende keren herhalen, bijvoorbeeld tijdens het uitlaten van de hond, of op weg naar je werk. Let er wel steeds op dat je door de neus blijft ademen en je de oefening pas herhaalt wanneer je ademhalingsritme weer normaal is.

OEFENING 6

Traplopen, hurken en springen

Bij de trap-, hurk- en springoefening starten we zoals altijd na het uitvoeren van een ontspannen ademhaling door de neus.

Het verschil zit hier in de hevigheid van de luchthonger. Bij deze oefeningen mag je de neus dicht houden zo lang je kunt, er rekening mee houdend dat je aan het eind van de oefening niet door de mond mag gaan ademen. Bij het meten van je CP laat je je neus los vanaf het moment dat je luchthonger ervaart. Hier mag je echter tot het uiterste gaan.

Je start met de trap-, hurk-, en springoefening altijd na een uitademing, net zoals bij het meten van je CP, OCP en MP.

Adem rustig in en uit, knijp na een uitademing de neus dicht en stap stevig de trap op. Boven aan de trap mag je de neus loslaten, maar je blijft door de neus ademen en loopt verder rond tot je ademhaling weer rustig is.

Bij de hurkoefening zak je, na een uitademing en na het blokkeren van je neus, telkens door de knieën en sta je weer op. Hou je eventueel vast aan een stoel, trapleuning of tafel. Tel het aantal keer dat je hurkt en weer overeind komt en stop met tellen wanneer de luchthonger zeer groot is. Laat dan de neus los, adem verder door de neus en loop door tot je ademhaling weer op peil is. Dit is een behoorlijk pittige oefening die, wanneer ze correct wordt uitgevoerd, voor een snelle stijging van het CO_2-gehalte zorgt.

Het is zeer belangrijk om je oefeningen altijd te starten NA een uitademing, terwijl je zowel voor als na de oefeningen door de neus blijft ademen.

Deze met beweging gecombineerde ademhalingsoefeningen hebben dus het voordeel dat het CO_2-gehalte veel sneller stijgt.

Bij beweging (traplopen, hurken, wandelen, joggen) is immers verbranding van zuurstof en glucose nodig om energie op te wekken. Tijdens dit proces wordt CO_2 als afvalstof geproduceerd. Vandaar dat we bij beweging een extra portie CO_2 cadeau krijgen. Zo kunnen we sneller onze ademhalingsimpuls herprogrammeren, zodat die weer went aan een hoger CO_2-gehalte als standaard, te weten 6,5% in het bloed.

OEFENING 7

Fietsen, snelwandelen en joggen

Wanneer je conditie beter wordt en je een OCP van minimaal 30 seconden hebt, mag je geleidelijk de Buteyko-techniek gaan toepassen tijdens het joggen en fietsen. Het tempo bij fietsen, joggen en snelwandelen wordt bepaald door de mate waarin je ontspannen door de neus kunt blijven ademen. Ook aan het einde van deze oefening blijf je door je neus ademen tot je ademhaling weer een normaal ritme heeft.

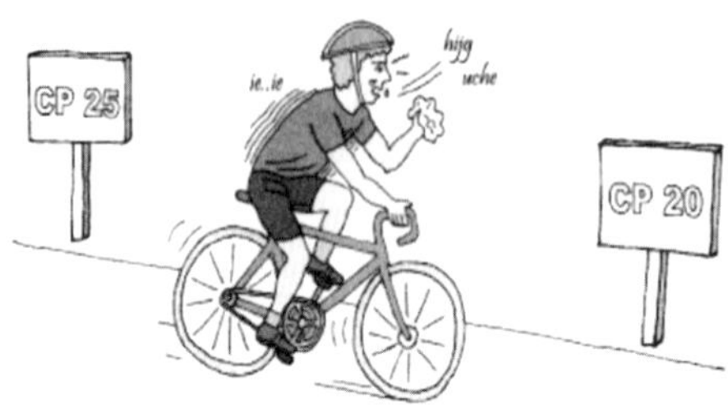

In dit geval moet je het niveau van je oefening verminderen tot waar het gemakkelijker is om je adem te controleren.

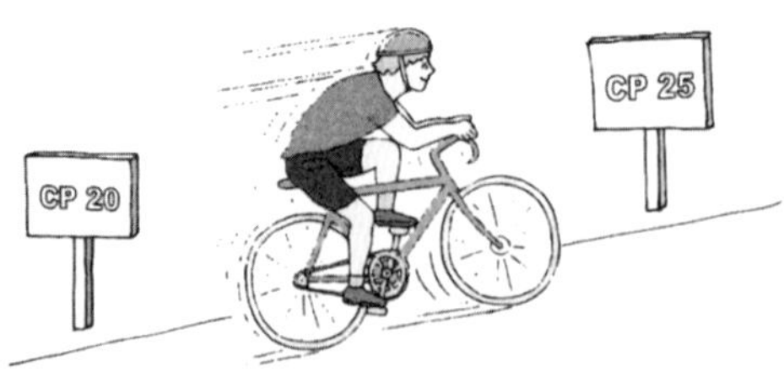

Wanneer je CP het toelaat (vanaf 40 seconden), mag je tijdens de hoogste inspanning door de mond ademen. Bij het verlagen van het tempo schakel je weer over op de neusademhaling, en die blijf je zeker na afloop van de training toepassen om verzuring door te hoog verlies van het CO_2-gehalte tegen te gaan. Stop nooit abrupt met een training, maar wandel uit tot de ademhaling gestabiliseerd is.

Ook hier is het meten van de CP en de hartslag voor en na de training de maatstaf om te bepalen of je conditie verbetert. Wel wacht je na een stevige training het best een halfuur tot drie kwartier met het meten van de CP en hartslag. De CP moet hoger zijn dan de start-CP en de hartslag moet lager zijn dan die bij de start van de training.

Zo niet, dan heb je op een te hoog niveau getraind en mogelijk te veel CO_2 via de mond verloren.

De kern van al deze oefeningen is om ons CO_2-gehalte zo snel mogelijk omhoog te krijgen en ons ademhalingssysteem, dat veel te snel reageert op lage CO_2-niveaus, te herprogrammeren en weer te laten wennen aan normale CO_2-waarden.

Soms kun je tijdens de oefeningen het gevoel hebben niet voldoende zuurstof te krijgen. De aangeleerde onjuiste CO_2-drempel wordt immers vaak overschreden, waardoor het signaal gegeven wordt om adem te halen. Maar daar moet je aan weerstaan. Dan raakt je ademhalingssysteem in de hersenstam weer gewend aan een hoger CO_2-gehalte.

Misschien vraag je je af waarom alles ná een uitademing moet gebeuren, je leerde immers altijd om diep in te ademen voor je een inspanning leverde.

Wanneer we, zoals het ons vroeger aangeleerd werd, een tijdje diep in- en uitademen voor een inspanning (met veel CO_2-verlies tot gevolg) en we starten de inspanning na een inademing, vertrekken we met een lager CO_2-gehalte. Onze longen zitten wel vol zuurstof, maar er is onvoldoende CO_2 om de zuurstof in de cellen te krijgen en de weefsels gaan verstarren om meer verlies van CO_2 tegen te gaan. Na de inspanning zullen we daarom erg blijven hijgen, omdat we het gevoel hebben niet voldoende zuurstof te hebben, hetgeen daadwerkelijk zo is. We gaan nog meer en dieper ademhalen.

Het is dus logisch dat we steeds starten met oefenen na een rustige in- en uitademhaling, omdat we dan van een hoog koolstofdioxidegehalte vertrekken en de beschikbare zuurstof, mits de tussenkomst van CO_2, probleemloos aan de cellen afgegeven kan worden.

Houd er rekening mee dat er tijdens het oefenen en als gevolg van het stijgen van je CP-waarde, reinigingsreacties kunnen optreden. Het werkt een beetje zoals bij homeopathie, waar de oorzakelijke symptomen eerst even verergeren om pas daarna te verdwijnen. Het kwade wordt als het ware met het kwade bestreden.

Ook ik ging door deze fase. Zonder enige verklaring daalde mijn OCP na enige weken oefenen en werd ik weer kortademiger. De angstgevoelens kwamen terug en ik hyperventileerde weer vaker. Maar Masha had me hiervoor gewaarschuwd. De reacties waren slechts het bewijs dat ik goed bezig was: mijn lichaam, maar vooral mijn ademhalingscentrum, was zich aan het aanpassen. Het verdient aanbeveling bij deze reacties enkele dagen te stoppen met oefenen, het lichaam te laten wennen aan de nieuwe situatie om dan rustig de oefeningen weer op te pakken. Zo heb ik het ook gedaan en ik heb daarna mijn OCP gestaag zien stijgen. Ik jog en fiets nu op een behoorlijk niveau, steeds door de neus ademend. Het voelt heerlijk!

OEFENING 8

De Verlengde en Maximale Pauze (MP)

—

Deze ademhalingsoefening wordt op dezelfde manier uitgevoerd als de Controle Pauze, maar hier mag je de neus dichthouden zo lang je zonder lucht kunt. Houd er wel rekening mee dat je, als je je vingers loslaat, door de neus moet kunnen blijven ademen tot de ademhaling weer genormaliseerd is. We zetten de verschillende Pauzes even op een rijtje.

Controle Pauze: na de adempauze hanteren we hetzelfde adempatroon door de neus als ervoor.

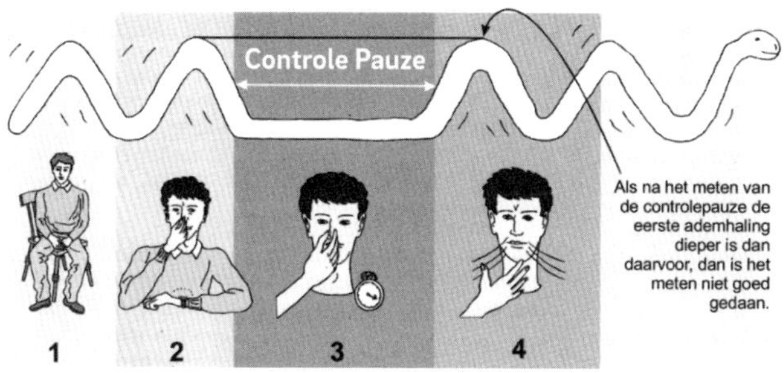

Verlengde Pauze of wilskrachtpauze: het adempatroon na de meting is licht geforceerd, maar we blijven door de neus ademen tot de ademhaling genormaliseerd is.

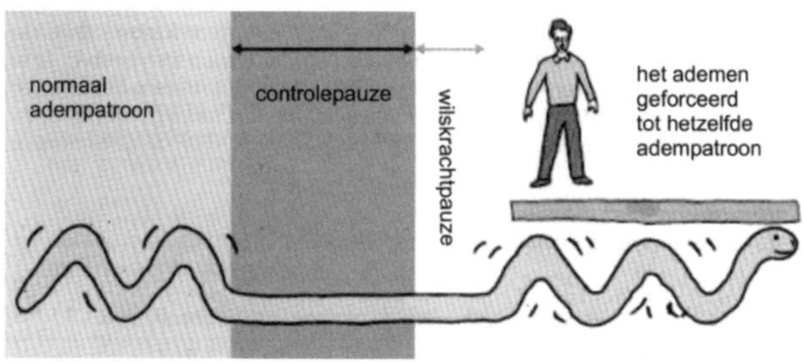

Maximale Pauze: het is hierbij niet mogelijk om na de adempauze hetzelfde adempatroon te handhaven als ervoor. De ademhaling door de neus is diep, en we proberen die zo snel mogelijk te normaliseren door gelijktijdig een stappenoefening of loopoefening uit te voeren om het CO_2-niveau snel te verhogen en de ademhaling op deze manier te normaliseren.

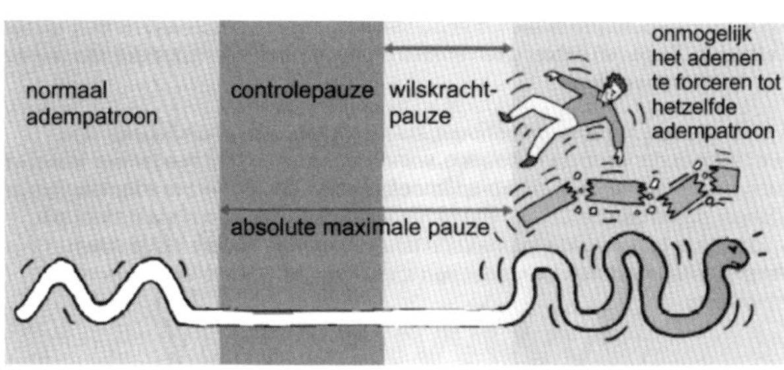

Je kunt deze oefening enkele keren na elkaar doen, maar laat de ademhaling tussen de oefeningen door wel steeds tot rust komen. Door de MP uit te voeren, krijg je snel je CO_2-gehalte weer op niveau. Deze oefening is zeer goed in een panieksituatie, maar kan ook als trainingsoefening gebruikt worden, bijvoorbeeld in de ochtend of voor het slapengaan.

OEFENING 9

Rescue-ademhaling

—

Bij een **noodademhaling** (wanneer je bijvoorbeeld tijdens het slapen sterk gehyperventileerd hebt en in paniek wakker wordt) is het doel de pH-waarde van het bloed snel weer op niveau te krijgen. We hebben immers door te hyperventileren veel te veel CO_2 uitgeademd en het lichaam maakt ter compensatie te veel melkzuur aan om dit onevenwicht te herstellen. Als we blijven hyperventileren, raken we niet alleen te veel CO_2 kwijt en komt er onvoldoende zuurstof in onze cellen, maar gaat de chronische hyperventilant nog sneller ademhalen om het geproduceerde melkzuur kwijt te raken.

Ga op de rand van het bed of op een stoel zitten en probeer te starten met de neusademhaling. Las met tussenpozen enkele korte ademapauzes in (1, 2, 3 seconden) na een uitademing. Dit is van groot belang. Je weet ondertussen dat je paniek uit een herinnering voortkomt en dat je die paniek alleen rationeel kunt aanpakken. We verhogen nu zo snel mogelijk het CO_2-niveau en voorkomen dat er meer melkzuur wordt aangemaakt, zodat de pH-balans kan herstellen.

Heb je de paniek behoorlijk in de hand, laat dan terwijl je op de rand van het bed zit je schoudergordel zakken. Probeer, door de neus ademend, de buikademhaling toe te passen.

Als dit te moeilijk is en de paniek aanhoudt, ga dan voorovergebogen op een stoel zitten met de ellebogen op de knieën en de handen rond de mond. Je past dan vanzelf de flank- en lage diafragmentale ademhaling toe. In deze houding ga je automatisch over op de buikademhaling.

Heb je de paniek volstrekt niet onder controle en lukt voorovergebogen zitten ook niet, dan is rondwandelen of zelfs lopen of joggen een oplossing om zo snel mogelijk je CO_2-gehalte omhoog te krijgen, zolang je maar probeert door de neus de blijven ademen, zodat je weer controle over de situatie krijgt.

Wanneer je – bij niet al te ernstige paniek – een neusgat dichthoudt, adem je nog zuiniger.

Ondertussen spreek je jezelf mentaal toe: 'Ik ben baas over mijn eigen lichaam, ik sta boven mijn angst, er is echt geen gevaar, ik ben rustig en kalm. Ik ga niet dood, ik laat me door jou niet langer overvallen. Ik ken je en ik ben niet langer bang van jou!'

Zodra je voelt dat het mogelijk is, start je met het uitvoeren van een Maximale Pauze, na een uitademing, zonder daarna door de mond te gaan ademen. Zo verhoog je zeer snel je CO_2-niveau, wat nu zo belangrijk is om je spieren te ontspannen en je angsten aan te pakken. Je laat nu maar een kleine pauze tussen twee noodoefeningen vallen en je herhaalt deze oefening zo vaak als nodig is om je paniek te overwinnen. Let er op dat je ook na de rescue-ademhaling altijd door de neus blijft ademen. Wanneer je na de rescue-ademhaling diep door de mond gaat ademen, versterk je de hyperventilatie. Kies er dan liever voor om wat rond te lopen of de flankademhaling toe te passen, met kleine ademstops tussendoor, tot je de paniek voelt wegzakken ... zolang je maar door de neus blijft ademen.

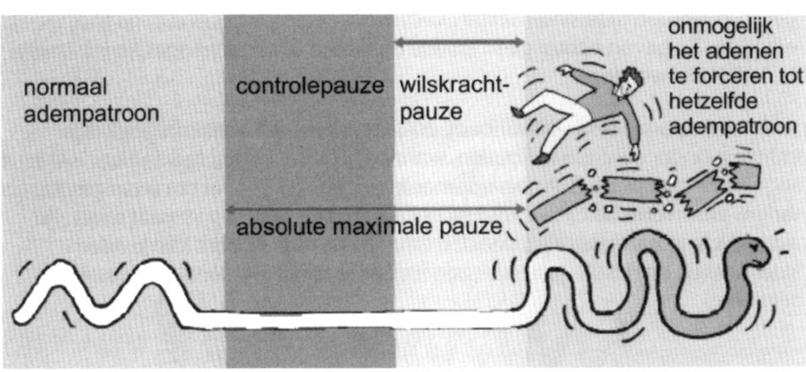

Wanneer je paniek ervaart, moet er immers snel resultaat geboekt worden. Je zenuwstelsel zal kalmeren door de snelle stijging van het CO_2-niveau, waardoor de angst en de hyperventilatie verdwijnen. Ik gebruikte deze oefening vaak wanneer ik 's nachts in paniek wakker werd door een hyperventilatieaanval.

De noodademhaling of rescue-ademhaling bij de Buteyko-methode heeft dus als doel in een panieksituatie zo snel mogelijk het CO_2-niveau omhoog te krijgen. Dit is dus geen trainingsoefening, zoals het uitvoeren van een MP tijdens het oefenen, maar enkel een manier om zo snel mogelijk de ademhaling te reguleren.

Het is een moeilijke oefening, die voor mij soms extra paniek deed opwellen, maar ik weerstond de drang om met open mond naar lucht te gaan happen en liet de signalen voor wat ze waren. Door deze techniek toe te passen kreeg ik voor het eerst een nachtelijke aanval onder controle zonder in paniek te raken.

De rescue-ademhaling helpt ook bij het openen van een verstopte neus. Ook hier geldt dat je de oefening diverse keren na elkaar doet zonder lange tussenpauze. Je herhaalt deze tot de neus zich opent (zie oefening verstopte neus).

Criteria voor een juiste training

- Het gevoel van een tekort aan lucht doordat er minder wordt ingeademd
- Ziektesymptomen verdwijnen
- Het gevoel van innerlijke warmte
- De frequentie van de pols daalt
- De duur van de Controle Pauze stijgt

Hoe weet je nu of je de oefeningen goed uitvoert? Dat is eenvoudig. Je oefent zelfstandig en op regelmatige basis. De resultaten kun je ook rapporteren aan je therapeut, zodat hij samen met jou je conditie kan volgen. Binnen afzienbare tijd zal je OCP stijgen en zullen je hyperventilatiesymptomen afnemen in hevigheid, om uiteindelijk volledig naar de achtergrond te verdwijnen.

Als je geen verbetering ervaart, is de kans groot dat je de oefeningen verkeerd doet en is het aan te raden een Buteyko-cursus te volgen of je Buteyko-therapeut te raadplegen, zodat je de techniek correct aanleert. Je ademhaling herprogrammeren is immers niet zo eenvoudig als het lijkt. Volhouden is vaak het grootste probleem.

Wanneer kan de Buteyko-methode nuttig zijn?

De Buteyko-methode is nuttig voor ieder die op een of andere manier problemen met de ademhaling ervaart. De resultaten van je OCP-meting zijn bepalend voor de mate waarin je oefeningen voor herstel van je ademhalingsritme nodig hebt.

Hier beperken we ons tot de voordelen van de Buteyko-methode voor de volgende groepen.

Bij (chronische) hyperventilatie

In het tweede deel van dit boek hebben we de mentale en fysieke gevolgen van chronische hyperventilatie voor ons lichaam uitvoerig besproken.

Ik wil even herhalen dat er wel degelijk een groot verschil is tussen hyperventileren en chronisch hyperventileren. Zodra hyperventileren chronische klachten met zich meebrengt door blijvend gebrek aan zuurstof in de cellen spreken we van chronische hyperventilatie.

Het is dus van uitermate groot belang om hyperventilatie reeds in de beginfase te lijf te gaan met de juiste ademhalingstechniek. De Buteyko-methode is voor mij de meest aangewezen methode om hyperventilatie aan te pakken en de ontregelde ademhaling te herprogrammeren.

Overdag beschikken we over een ruime keuze aan Buteyko-ademhalingsoefeningen. 's Nachts echter, als we geen controle over onze ademhaling hebben, is het voor de hyperventilant belangrijk om deze tips op te volgen.

- Zo veel mogelijk **op de zij of op de buik slapen**. Op de rug slapen zorgt ervoor dat je al snel met open mond zult ademen, waardoor de kans zeer groot is dat je gaat hyperventileren en snurken.
- Je niet te dik onderstoppen. Hoge lichaamstemperaturen bevorderen een diepere ademhaling. Combineer dus liever enkele lichtere dekens, zodat je er een kunt weghalen of bijleggen. Dat is beter dan dat je onder één zware deken ligt te zweten.
- Een stukje plakband over de mond plakken, om te vermijden dat je 's nachts overademt via de mond.
  Dit hulpmiddel test je best eerst overdag, tijdens het poetsen, of gewoon terwijl je leest of voor je tv zit. Zo raak je gewoon aan de plakband en voelt dit tijdens de nacht niet langer vreemd aan. Gebruik een stukje transparante plakband, dat je eerst een paar keer op de hand plakt zodat de meeste kleefstof verdwenen is. Stoort de plakband je 's nachts, verwijder hem dan, maar blijf de volgende nachten proberen tot je hem niet meer voelt. Je OCP zal de volgende ochtend hoger liggen, omdat je tijdens de nacht niet gehyperventileerd hebt.

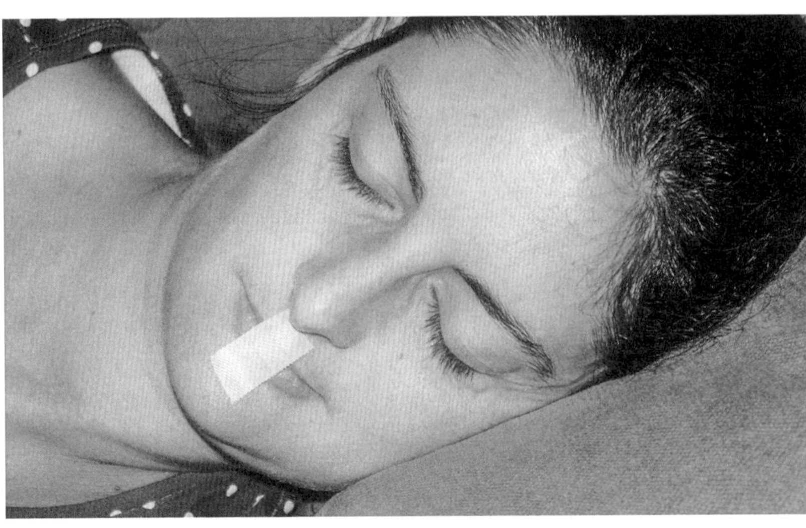

Als je de strip verticaal over de mond plakt, kun je nog lucht krijgen via de twee mondhoeken (dat geeft meer vertrouwen). Wie wil, mag de strip horizontaal over de mond plakken, zodat er alleen nog door de neus in- en uitgeademd wordt, wat de uiteindelijke bedoeling is.

- Als je Ochtend Controle Pauze niet stijgt na enige dagen oefening, is het nodig om een à twee keer per nacht de wekker te zetten en 10 minuten je MP (Maximale Pauze) te oefenen. Zo kun je ook tijdens de nacht het CO_2-niveau normaliseren. Wanneer je een OCP van 20 seconden bereikt, schakel je over naar een keer per nacht oefenen. Bij een blijvende verbetering van de metingen zijn de nachtelijke oefeningen niet langer nodig en volstaat het om overdag te oefenen tot de OCP 40, 50 of 60 seconden is.

- Wanneer je tijdens het slapen een **elastische band rond de borstkas** draagt, zorgt die ervoor dat je tijdens de nacht niet te hoog gaat ademen. Deze band wordt net onder de borst, rond de onderste ribben gedragen.

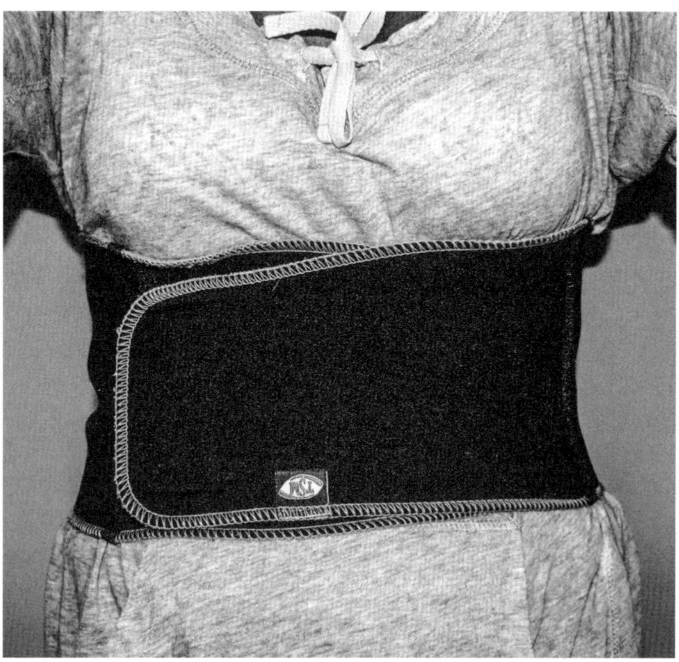

Het is aan te raden, zeker bij een lage OCP, deze band ook overdag onder je kleding te dragen. Die zorgt ervoor dat je niet hoog in de borst gaat ademen, maar de lage buikademhaling gebruikt. Omdat je daardoor het verlies van CO_2 beperkt, is het veel gemakkelijker om de oefeningen uit te voeren.

Bij ME/CVS

De symptomen van ME (myalgische encefalomyelitis)/CVS (chronischevermoeidheidssyndroom) worden al in de 19de eeuw beschreven, maar de meningen over de oorzaak van deze aandoening lopen uiteen. Dokter Buteyko beweerde altijd dat zolang er sprake is van diverse oorzaken, de echte oorzaak van de ziekte nog niet gevonden is.

Veel symptomen bij ME/CVS vinden hun oorsprong in verborgen chronische hyperventilatie bij de patiënt. Vaak zijn deze patiënten zich hier niet van bewust.

In mijn praktijk test ik als eerste hun CP en die is vaak bedroevend laag. Het is hier dan ook van het grootste belang het CO_2-gehalte omhoog te krijgen. Immers, de slechte doorbloeding van de hersenen, met zuurstofgebrek tot gevolg, is vaak de oorzaak van hun concentratieproblemen. De verborgen chronische hyperventilatie leidt hier vaak tot een onderdrukte werking van het immuunsysteem, waardoor er problemen met de weerstand kunnen ontstaan. Problemen met het spijsverteringsstelsel en een prikkelbaar zenuwstelsel zijn ook gevolgen van een lage CO_2-spanning.

Een lichaam verbrandt in rust normaal gesproken vet. Hyperventileren wordt door het lichaam gezien als een teken van verhoogde paraatheid en het lichaam gaat dan over op verbranding van glucose (een snelle brandstof). Als dit lang duurt, raak je uitgeput en verzuren je spieren. De extra melkzuurproductie, het chronisch tekort aan zuurstof en de uitputting van de bijnieren eisen op termijn hun tol en het lichaam raakt uitgeput. Dit zijn allemaal herkenbare symptomen bij ME/CVS.

Toepassing van de Buteyko-ademhaling zal de verzuring stoppen en de lichaamscellen weer van de nodige zuurstof voorzien. Daardoor raakt het milieu in al onze cellen weer in balans en wordt de immuniteit hersteld.

Als je ME/CVS hebt, ben je door pijn en uitputting vaak gedwongen om veel te rusten en weinig te bewegen, waardoor er weinig extra CO_2 wordt geproduceerd.

Daarnaast staan ME/CVS-patiënten mede door hun ziekte, zowel lichamelijk als geestelijk, vaak erg onder druk, en dat veroorzaakt stress.

Stress zorgt dan weer voor een te snelle ademhaling en daarmee vergroot je weer de kans op CO_2-tekorten in het lichaam, met alle negatieve gevolgen van dien. De cirkel is rond.

Het spreekt voor zich dat een doeltreffende ademhalingsmethode, naast een ondersteunende voedings- en levenswijze, de patiënt veel verlichting kan brengen.

Bij sportbeoefening

Sporters hyperventileren, en dat is normaal, want ze leveren inspanning en hebben daar zuurstof voor nodig. Als de aanvoer van CO_2, door de geleverde inspanning groter blijft dan de afvoer van CO_2 via de ademhaling (= een goede conditie), is dat geen probleem.

De sporter zal echter verzuren als hij meer lucht inademt en in verhouding te veel CO_2 uitademt dan hij door de inspanning CO_2 produceert (respiratoire alkalose). Met andere woorden, door de overmatige ademhaling wordt het bloed alkalisch. Het lichaam reageert hierop met metabole acidose (lichamelijke verzuring).

Het gaat van aerobe over op anaerobe verbranding en herstelt de balans door melkzuur aan te maken. Als de sporter over zijn limiet heen blijft gaan, zullen zijn spieren ernstig verzuren en moet hij stoppen met de inspanning.

Het is belangrijk dat de sporter zijn conditie opbouwt op basis van de mate waarin hij door de neus ademend en met de mond gesloten kan trainen en hij na de inspanning door de neus kan blijven ademen. Een goed getrainde sportman met een hoge CP kan uiteraard door de mond ademen tijdens de zware inspanning, maar als er verzuring optreedt, betekent dit dat hij over zijn limiet gaat. Hij kan beter de grote inspanning staken en een poosje rustig rondwandelen. Zo kan hij herstellen door via de neus te blijven ademen, waardoor het CO_2-gehalte stijgt en verdere verzuring voorkomen wordt. Ook kan het melkzuur dan afgebroken en afgevoerd worden. Sinds ik op deze manier jog heb ik nooit meer last van verzuurde kuiten, terwijl ik daar vroeger bij de minste inspanning door geplaagd werd en ik telkens met de training moest stoppen. Ook raak ik minder snel buiten adem. Wanneer ik toch door de mond dien te ademen omdat ik te snel ga, vertraag ik mijn tempo gewoon en jog ik verder terwijl ik door de neus adem.

Sporters hebben vaak last van inspanningsastma. De bovenmatige longventilatie door de hoge inspanning, ten opzichte van de productie van CO_2 vormt vaak de oorzaak van een tekort aan koolstofdioxide in de longblaasjes. Bij sommige professionele sporters ontwikkelt zich bronchiale astma als het lichaam probeert groter verlies van CO_2 te voorkomen.

Het onterechte idee dat een toegenomen longventilatie de zuurstofopname verbetert, speelt daarbij een grote rol. In werkelijkheid is dit immers precies andersom.

Ik wil hier kort de vergelijking maken tussen de werking van het metabolisme bij hyperventilanten enerzijds en sporters anderzijds. Wat hyperverventilanten doen, lijkt op topsport voor het lichaam, alleen stopt bij de hyperventilant de inspanning nooit en kan het lichaam niet herstellen.

Sporters met een goede conditie, en dus een goede OCP, herstellen snel na een overmatige inspanning. De ademhaling normaliseert zich vlug en het melkzuur wordt afgebroken en afgevoerd.

Chronische hyperventilanten blijven door hun aanhoudend hoge ademhalingsritme veel zuurstof inademen, maar de zuurstofsaturatie verandert nagenoeg niet, terwijl het CO_2-niveau chronisch te laag blijft. Als reactie gaat het lichaam verzuren en krijgen lichaamscellen onvoldoende zuurstof. Hoe alkalischer het milieu wordt, hoe meer melkzuur gevormd wordt, met spierpijnen en krampen tot gevolg, zoals in bijgevoegd schema te zien is.

Hyperventilatie

↓

Minder koolzuurgas in het bloed

↓

Minder zuurstof naar de spieren

↓

Anaerobe i.p.v. aerobe verbranding

↓

Melkzuurproductie omhoog

↓

Vermoeide spieren

Chronische hyperventilanten blijven door de respiratoire alkalose melkzuur aanmaken, en ze blijven in rust koolhydraten verbranden in plaats van vet (ongeveer 85% van de benodigde energie wordt in rust door de vrije vetzuren geleverd). De voorraad koolhydraten raakt daardoor uitgeput, net als het lichaam.

Bij snurken of slaapapneu

Meer dan 30% van de volwassenen snurkt. Specialisten bedenken diverse methoden om dit probleem te bestrijden, zoals een Amerikaanse elektroshockarmband of een 'slim', een Zweeds bed waarvan het hoofdeinde omhoog gaat zodra de slaper begint te snurken, of een tennisbal die in de rug van je pyjama wordt genaaid, enzovoort.

Er worden ook meer radicale methoden toegepast, zoals een operatieve ingreep met het doel de vorm van het verhemelte te veranderen. Maar al deze verschillende middelen werken slechts als symptoombestrijding en bieden alleen maar een tijdelijke oplossing. 'Dit gebeurt omdat de echte oorzaak van snurken en slaapapneu niet begrepen is', volgens dokter Buteyko.

Snurken

Wanneer de mens slaapt en vooral wanneer hij op zijn rug ligt, wordt zijn ademhaling dieper, zeker als hij door zijn mond ademt. Dit heet longhyperventilatie.

De hyperventilatie (of met andere woorden de diepe ademhaling) brengt tijdens het slapen zachte weefsels van het verhemelte in beweging en veroorzaakt vernauwing van de luchtwegen. Als resultaat horen wij dan de verschrikkelijk harde snurkgeluiden.

Te veel eten, roken, het nuttigen van alcohol en een benauwde slaapkamer maken de hyperventilatie nog sterker. Er zijn ook mensen die op de rug slapen en toch niet snurken. Dit betekent dat zij niet diep ademen en dus geen hyperventilatie hebben.

Sommige mensen snuiven slechts, in dit stadium is de hyperventilatie nog niet zo erg. Slapen op de zij of de buik, met plakband over de mond en/of een riem laag om de borstkas, beperkt de ademhaling, bevordert de zuurstofvoorziening en voorkomt snurken.

Slaapapneu

Mensen met een snurkende partner hebben waarschijnlijk al kunnen waarnemen hoe de diep ademende mens slaapt: de geluidssterkte van ademen neemt geleidelijk toe tot de slaper na een zekere tijd stopt met ademhalen.

Deze onderbreking van de ademhaling kan van enkele seconden tot een paar minuten duren. Achteraf volgt een snik en de ademhaling begint opnieuw, tot de volgende onderbreking. Deze periodieke stagnatie van de ademhaling tijdens het slapen heet slaapapneu en doet zich voor als gevolg van longhyperventilatie.

Door de hyperventilatie daalt het koolstofdioxideniveau in de longen en het bloed tot een levensgevaarlijk niveau. Om dit bovenmatig verlies van CO_2 tegen te gaan, ontwikkelt het lichaam een vernauwing van de luchtwegen of stopt het een tijd helemaal met ademen. De ademhaling begint weer als het CO_2-niveau weer tot het levensnoodzakelijke peil stijgt.

Slaapapneu is dus een beschermende reactie, die erop gericht is het normale niveau van koolzuurgas en zuurstof in het lichaam te behouden.

De Buteyko-methode brengt het volume, de frequentie en het patroon van de ademhaling en de zuurstofsaturatie terug naar de norm. Daardoor worden het snurken en de slaapapneu verholpen. Als de hyperventilatie verdwijnt, verdwijnt ook de slaapapneu.

Voor moeder en kind

Het is aannemelijk dat een chronisch hyperventilerende moeder haar hyperventilatie onbewust en ongewild overdraagt aan haar ongeboren kind.

Het kind leeft immers van het bloed van de moeder en aangezien de moeder een chronisch tekort aan CO_2 heeft in het bloed, zal het ongeboren kind ook gewend zijn aan een laag CO_2-niveau. De kans bestaat dan – afhankelijk van de gevoeligheid van het kind – dat het na de geboorte sneller verkouden wordt, omdat het steeds door de mond ademt door dit CO_2-tekort en de verminderde zuurstofopname.

Het kind krijgt al vlug antibiotica toegediend. Voor de loopneus krijgt het neusdruppels en voor de bronchitis een hoestdrankje dat de bronchiën verwijdt. De symptomen verdwijnen enkele weken om dan soms, al naargelang de gevoeligheid van het ademhalingsstelsel, terug te keren in de vorm van een allergische reactie of zich in een astma-aanval of valse kroep te manifesteren. Niemand begrijpt dan waarom. Je hebt met de medicijnen enkel de symptomen bestreden, maar de oorzaak, de foutieve ademhaling, is niet aangepakt.

Natuurlijk is medicatie bij een zware infectie vaak noodzakelijk, maar het is raadzaam ook de ademhaling van je kind te observeren en het vooral niet te dik toe te stoppen, waardoor de ademhaling immers nog dieper zou worden. Bij een gezonde baby is het nodig het mondje dicht te doen als het vaak met open mond slaapt, want het zal anders te veel CO_2 uitademen en minder zuurstof opnemen. In plaats van medicijnen kun je bij een loopneus alternatieve middeltjes inzetten om het neusje van je kind open te krijgen, zoals de lucht bevochtigen, het neusje spoelen met fysiologisch water, een gesnipperde ui naast het bedje van het kind leggen ...

Leer het kind zo veel mogelijk door de neus te ademen.

Je zegt dat het moet ademen door de neus als een muisje en niet als een grote, logge, toeterende olifant, want daar word je ziek van. Of maak de vergelijking van het muisje en de grote hongerige kat. De kat zal het muisje horen – en het vangen – als het diep ademt en piept. Als het muisje echter stilletjes ademt, hoort de kat het niet en is het muisje veilig.

In mijn praktijk merk ik dat veel hyperactieve kindjes, die meestal met een open mondje en een verstopt neusje rondlopen, veel baat hebben bij de kinderversie van de Buteyko-oefeningen. Ze worden rustiger, want hun zenuwstelsel kalmeert omdat ze voldoende koolstofdioxide in de weefsels hebben en ze worden om dezelfde reden veel minder vaak verkouden.

Als je merkt dat je kind overdag en 's nachts wel heel vaak in- en uitademt, is het raadzaam om de Buteyko-methode voor kinderen toe te passen, zodat het CO_2- gehalte kan stijgen en het kind minder ziektepatronen zal vertonen.

Tips & tricks

's Nachts:

- Bind een riem of band rond je ribben, zodat je borstkas niet te ver kan uitzetten en je tijdens de slaap de buikademhaling toepast. Of leg een warmwaterzak op je ribben, zodat je tussenribspieren ontspannen.
- Plak een stukje tape verticaal over de lippen zodat je niet met open mond gaat ademen tijdens de slaap.
- Zet je wekker – zeker bij een lage OCP – zodat je tijdens de nacht je oefeningen kunt doen om de CP te laten stijgen. Tijdens de slaap hebben we immers geen controle over de ademhaling en ademen we vaak onbewust veel te diep.

Overdag:

- Meet elke ochtend en elke avond je OCP, en overdag regelmatig je CP.
- Oefen elke dag minstens twee keer 20 minuten.
- Naast de 20 minutentraining kun je op ieder beschikbaar moment oefenen:
  - bij het spreken of lezen tussendoor telkens door de neus inademen
  - korte adempauzes over de hele dag, af en toe een MP oefenen
  - stappenoefening, hurken, sporten, joggen, fietsen, trappenlopen ...
- Bij een loopneus: voorzichtig snuiten en dan een adempauze (MP) inlassen omdat je bij het snuiten veel lucht uitblaast en dus veel CO_2 verliest.
- Bij niezen: na het niezen een adempauze van 5 seconden inlassen en pas daarna de neus snuiten, omdat je voor het snuiten diep inademt en zo veel CO_2 verliest.
- Een positieve instelling werkt op alle niveaus op het lichaam in en is onontbeerlijk voor een rustige ademhaling.

- Frisse lucht of lucht na een regenbui zit vol negatieve ionen. Die maken de ademhaling minder diep. Het is daarom zeker ook belangrijk om de woning goed te luchten. Vervuilde lucht verzwaart de ademhaling.
- Met blote voeten op kiezels lopen vermindert de diepte van de ademhaling; voetreflexologie heeft hetzelfde effect.
- Draag zo veel mogelijk kleding van natuurlijke materialen zodat de lichamelijke energie niet verstoord wordt.
- Wees zuinig met de verwarming; een warme omgeving doet ons dieper ademhalen.
- Koop waar mogelijk biovoeding. Eet veel groenten en fruit en gebruik goede vetten.
- Vermijd suikers, wit meel en een overdaad aan dierlijke eiwitten.

Het uiteindelijke doel van de Buteyko-methode is niet het herhaald en blijvend correct uitvoeren van je oefeningen ter verbetering van je ademhaling. Het doel is dat de oefeningen na verloop van tijd je nieuwe ademhalingspatroon gaan vormen, zonder dat je er nog bij stil hoeft te staan.

Op een gegeven moment, wanneer je een OCP van 60 seconden haalt, lopen oefeningen en gewone ademhaling in elkaar over. Ze zijn dan een nieuwe levens- of ademwijze geworden.

De resultaten van de Buteyko-methode zijn afhankelijk van de inzet van de patiënt. Volledig herstel wordt alleen bereikt als de patiënt de methode correct beoefent. Dit is vaak niet het geval, omdat je naast het gedisciplineerd herhalen van je oefeningen ook je levensstijl onder de loep moet nemen en aanpassen. Hier haken velen af.

De Buteyko-methode is geen wondertherapie. Het is een zorgvuldig ontwikkeld programma waarmee je je – aanvankelijk met behulp van een therapeut en later zelfstandig – een weg baant naar het herstel van je gezondheid. Zodra de CO_2-gehaltes teruggebracht zijn naar de norm, en je OCP 60 seconden is, zijn belastende factoren als lang slapen, veel eten, intensief sporten of spanningen minder belangrijk.

Maar ook dan blijft het regelmatig meten van je OCP een objectieve maatstaf in hoeverre je gezondheidstoestand verbeterd of weer verslechterd is.

Hoe ik de Buteyko-methode toepas in mijn dagelijks leven

Voor ik kennismaakte met de Buteyko-methode, had ik mij erbij neergelegd dat ik hoogstwaarschijnlijk nooit een oplossing voor mijn ademhalingsprobleem zou vinden.

De hyperventilatie werd, hoe gek het ook klinkt, na al die jaren een vertrouwde metgezel die mij een vals gevoel van veiligheid gaf. Je herinnert je gewoon niet meer hoe het is om niet met je ademhaling bezig te zijn. Je kent het gevoel van een volledig ontspannen lichaam niet meer en je hebt daar mee leren leven.

Je klampt je dus na al die tijd vast aan dat vertrouwde leven, uit angst dat de situatie zou kunnen verergeren. Als er verandering komt, zou je immers de controle over de nieuwe situatie kunnen verliezen en zou je ademhaling weer op hol kunnen slaan.

Het feit dat ik mij bij de situatie had neergelegd, betekende niet dat ik de kwaliteit van mijn leven uit het oog verloor. De drang was vaak groot om mij te verdoven met medicatie, niets meer te voelen, in bed te blijven liggen om eindelijk rustig te kunnen slapen.

Maar dat zou voor mij het begin van het einde betekenen; dan had ik de strijd immers verloren.

Daarom heb ik steeds geprobeerd een positieve instelling te behouden. Ik relativeerde de toestand door dankbaar te zijn voor alle 'fijne' dingen die wel op mijn pad gekomen waren: mijn familie, mijn man, mijn kinderen en mijn lieve vrienden. Ondanks alles ben ik steeds blijven proberen om, waar mogelijk, mijn grenzen te verleggen, om van mijn leven met hyperventilatie toch iets mooi te maken.

Nog niet eens zo lang geleden leerde ik de Buteyko-methode kennen.

Voor het eerst in mijn leven was ik in staat een hevige paniekaanval bewust te counteren. Ik begreep ook voor het eerst hoe ik dat moest doen en waarom het op deze manier werkte.

Dat moment was een emotionele kentering voor mij. Ik was nog lang niet genezen, maar ik wist dat dit het begin was naar een nieuw leven.

De tranen liepen over mijn wangen, maar deze keer waren het tranen van blijdschap!

Door de Buteyko-methode en de hele visie erachter kon ik als het ware door mijn hyperventilatie heen kijken. Ik zag de radertjes draaien en had nu een machtig wapen om mijn ademhaling te herprogrammeren.

Ervaren dat hyperventileren het gevolg is van een puur fysiologische onbalans, en tot de conclusie komen dat je niet zwak of mentaal gestoord hoeft te zijn om hyperventilatie te krijgen, was voor mij een ware verademing. Hyperventilatie kan iedereen overkomen en iedereen kan chronisch hyperventilant worden. Diverse omstandigheden zijn daar bepalend voor. Deze wetenschap maakte dat ik milder werd voor mezelf. Ik faalde niet, mijn ziekte was niet 'fake', en ik had verdorie zo goed als ik kon jarenlang geprobeerd het leven leefbaar te houden, voor mij en mijn omgeving.

Ik durf te zeggen dat ik nu in zekere zin trots ben op de manier waarop ik mijn pad bewandeld heb omdat ik nooit het geloof verloren heb. Integendeel, ik heb ervoor gekozen uit de kast te komen en anderen met soortgelijke problemen te helpen. Dat vergde moed.

Maar ik besef ook dat ik na 40 jaar hyperventileren de knop niet zomaar kan omdraaien. Mijn lichaam werd immers door de jaren heen zo vaak getriggerd, op zó veel locaties, onder zó veel diverse omstandigheden. Ergens achteraan in dat hoofd van mij zal er altijd wel een waakvlammetje blijven branden, en dat is oké.

Hyperventileer ik nog af en toe? Zijn mijn spieren soms nog zonder reden gespannen en wil mijn spijsvertering door die spanning dan niet mee? Voel ik me soms nog een beetje onbestemd angstig?

Het antwoord is 'ja', maar ook dat is oké. Ik heb geleerd niet langer te vechten, ik aanvaard en evolueer.

Dankzij mijn zoektocht weet ik ook veel beter hoe ik in elkaar zit. Bij het ervaren van negatieve lichamelijke spanning ga ik nu letterlijk en figuurlijk naar binnen om de emotionele lading los te laten en neem ik even afstand van het gebeuren. Ik ontspan, adem ondiep door mijn neus en ik pas mijn oefeningen toe tot ik weer heradem.

Ik ben nog lang niet aan een OCP van 60 seconden, maar de 40 seconden lukt al regelmatig en daar prijs ik me gelukkig mee. Ik zal mijn leven lang blijven oefenen, omdat ik weet dat mijn ademhaling altijd mijn zwakke plek zal zijn.

Ik voer iedere ochtend mijn metingen uit, en noteer de resultaten. Op basis daarvan weet ik of ik een heel goede of een minder goede nacht gehad heb. Als mijn OCP gezakt is, oefen ik die dag net een beetje meer en intensiever dan anders om het herstel te bespoedigen.

Dan start ik de dag meestal met mijn hurkoefening. Deze oefening zorgt er door haar intensiteit voor dat mijn CO_2-gehalte na een slechte nacht snel oploopt. In het begin moest ik mijn inspanning staken bij zeven keer ademloos hurken. Dat aantal liep al vlug op tot tien, vijftien. Ondertussen kan ik het hurken steeds vaker uitvoeren, terwijl ik na de oefening nauwgezet door de neus blijf ademen.

Overdag ren ik vaak de trap op en af, maar ik let er steeds op dat ik dit ná een rustige uitademing doe. Als ik rondwandel, probeer ik regelmatig tussendoor mijn adem enkele tellen in te houden, terwijl ik mijn stappen tel. Altijd, en ik val in herhaling, start ik iedere oefening ná een uitademing en blijf ik daarna door mijn neus ademen tot mijn ademhaling weer genormaliseerd is.

Ook in de auto pas ik vaak mijn oefeningen toe. Wanneer ik voor het rode licht sta, meet ik even mijn CP en in de file pas ik een MP toe of beweeg ik wat met mijn handen of benen om wat extra CO_2 op te bouwen. Mijn vriendinnen lachen er vaak mee, maar het is geen uitlachen meer zoals weleer. Ze lachen om het komische zicht, maar vertellen me nu achteraf dat ze thuis vaak mijn oefeningen uitvoeren, omdat ze ervaren dat hun eigen ademhaling regelmatig ontregeld is. Ze begrijpen het verhaal nu omdat ze het willen en kunnen begrijpen. Dat maakt me blij.

Tijdens mijn dagelijkse gesprekken, thuis of met collega's, let ik er op dat ik minder snel spreek en adem ik tussen twee zinnen in door mijn neus. Ik heb ervaren dat dit tempo van spreken voor de toehoorder ook veel aangenamer is, omdat je meer rust uitstraalt. Voor mezelf merk ik duidelijk dat ik op deze manier veel meer zuurstof ter beschikking heb en dat ik lange zinnen gemakkelijker kan afmaken, zonder naar lucht te moeten happen. Dit is vooral handig tijdens mijn lezingen.

Wanneer ik geen tijd heb om te oefenen, let ik er wel op dat ik gedurende de hele dag alleen door mijn neus adem. Maar ook dan betrap ik me er vaak op dat ik onbewust oefen: kleine ademstops in de auto, stappenoefeningen als ik in de supermarkt rondloop, na een uitademing de trap nemen. Het zijn gewoontes geworden die in mijn systeem opgenomen zijn en geen inspanning meer vragen.

Voor het slapengaan doe ik vaak een MP (maximale pauze), zodat mijn CO_2-peil goed gestegen is en mijn zenuwstelsel zich ontspant. Op deze manier heb ik mijn 'slaappilletje' al genomen: CO_2 als slaapmedicatie!

's Nachts plak ik meestal nog een stukje plakband op mijn mond om te voorkomen dat ik door mijn mond adem. Ik probeer ook altijd op mijn zij te slapen. Natuurlijk is het heerlijk om op je rug te liggen en doe ik dat ook wel eens. Soms verveelt die plakband mij en trek ik hem er gewoon af. Niets moet, je weet wat je kunt en je weet wat de resultaten zijn als je volhoudt.

Dit lijkt misschien veel allemaal, maar voor mij is het gewoon mijn routine geworden, in die mate dat ik soms niet eens merk dat ik oefen. Niets is immers zo makkelijk als de Buteyko-methode toepassen.

Naast mijn ademhalingsoefeningen probeer ik mijn spijsvertering te ondersteunen met gezonde en licht verteerbare voeding, zodat ik niet te veel zuurstof aan het verteringsproces verlies. Groenten en fruit, veel water, groene thee, havermoutpapje, noten, omelet, vis, goede vetten ... de lijst is oneindig.

Er zijn vandaag de dag gelukkig veel goede kookboeken te koop, zoals die van Pascale Naessens, waar je ook leuke tips in vindt over een gezonde levensstijl. Haar visie op voeding loopt parallel met de mijne, en haar tips stemmen overeen met mijn analyses in dit boek.

Ik beperk mij hier tot de algemene analyse van voedingsmiddelen en hun combinaties in relatie tot de ademhaling, omdat een analyse van ieder voedingsmiddel individueel en in detail ons te ver doet afdwalen.

Vaak stel ik ook zelf lekkere gerechten samen met groenten als basis, gecombineerd met volkoren producten of peulvruchten. Of ik combineer mijn groenten met een stuk vlees of vis van goede kwaliteit, bereid in goede oliën. Een lekker stuk fruit eet ik altijd tussendoor. Gezond eten kan heerlijk zijn!

Natuurlijk moet ik af en toe lekker kunnen zondigen. Ik eet soms laat en overvloedig en kan erg genieten van een goed glas wijn. Heerlijk, vooral wanneer dit in fijn gezelschap genuttigd wordt. Maar je kunt er donder op zeggen dat ik dezelfde nacht veel slechter slaap en dat mijn OCP de dag erna veel lager is. Dat mag ik dus niet te vaak doen, maar de positieve energie die deze kleine zondes mij geven, compenseren de kleine terugval.

Voedingssupplementen als chlorella (algen, ontgifter), magnesium (spieren) en vitamine D3 (immuniteit) neem ik meestal in de winterperiode. Goede voeding, liefst biologisch, voorziet ons normaal van de nodige vitamines en mineralen, maar het is belangrijk er voldoende van te eten. Biologische groenten en fruit worden steeds vaker tegen haalbare prijzen in de supermarkten aangeboden.

De keuze om je lichaam via voeding en/of supplementen tijdens de winterperiode te ondersteunen is natuurlijk een vrije keuze. Het is ook altijd raadzaam deze keuze in overleg met je huisarts te maken en een uitgebreide toelichting te vragen in je biowinkel.

Voor ik het vergeet: beweging!

Ik probeer twee keer per dag een halfuur te wandelen met de hond, of spring voor 5 km op de fiets. De hoge productie van CO_2, gecombineerd met mijn ademhaling door de neus, zorgen ervoor dat de hersenen een hoger CO_2-gehalte ervaren.

Zo wordt mijn ademhalingscentrum beetje bij beetje teruggebracht naar een hogere CO_2-tolerantie. Maar zolang mijn OCP niet op 60 seconden aftikt, blijf ik oefenen.

Een gezonde geest huist in een gezond lichaam; heel cliché, maar volstrekt waar. Jezelf voortdurend onder druk zetten door te denken aan wat je niet mag en wat je wel moet, bezorgt je onnodige stress. En laat stress nu net de oorzaak van het hyperventilatieprobleem zijn ...

Een gezond, maar vooral haalbaar evenwicht, is hier de gulden regel. Dat evenwicht zoeken is voor iedereen anders en doe je het best in je eigen tempo.

Voor mijn mentale rust probeer ik steeds minder te oordelen en veroordelen. Daar zijn we allemaal erg goed in, maar we beseffen niet dat ons oordeel of onze veroordeling vaak een reflectie is van fouten die we zelf maken. Eerst voor mijn eigen deur vegen, denk ik nu, en dat brengt rust.

Als ik in gezelschap negatieve energie ervaar, zie ik erop toe een gezonde afstand te bewaren en zoek ik onbewust mensen op met een positieve en opbouwende instelling. Negativiteit slorpt veel te veel energie op, energie die ik liever besteed aan mijn ademhaling, mezelf, mijn geliefden of vrienden.

Ook heb ik geleerd om mij minder snel persoonlijk aangevallen te voelen. Ik heb begrepen dat de aanvaller jou meestal enkel als klankbord gebruikt om zijn eigen problemen, frustratie of jaloezie te reflecteren.

Door een gebrek aan assertiviteit, in combinatie met een flinke portie gezonde naïviteit, word je voor de agressor immers een kwetsbare en dus gemakkelijke prooi.

Ik kaats de bal nu terug, vraag direct waar die houding vandaan komt of wat de bedoeling van de aanvallende uitspraken is, in plaats van met mijn mond vol tanden in de slachtofferrol te kruipen. Meestal weet de aanvaller met deze reactie geen raad, want dit is niet wat hij verwacht. Hij wil helemaal geen rustige en analytische aanpak. Hij wil verdriet, boosheid of angst zien, want in die gevoelens kan hij zijn eigen frustratie kwijt. Ik ga hier gelukkig bewust niet langer in mee, en meestal lukt dat.

Wanneer ik bij een conflict zelf in de fout gegaan ben, neem ik mijn verantwoordelijkheid, terwijl ik vroeger soms deed of mijn neus bloedde, omdat het mij vaak aan moed ontbrak.

Ik betrap mezelf er nog regelmatig op dat ik mijn naasten op een slechte dag, en volkomen onterecht, als klankkast voor mijn innerlijke onvrede gebruik. Dit besef – je moet jezelf uiteraard ter discussie durven te stellen – zorgt ervoor dat de situatie snel rechtgetrokken wordt, zodat ze steeds minder vaak voorkomt.

De Buteyko-methode heeft me weer van zuurstof voorzien en nam zo een groot deel van mijn angsten weg. Ze gaf me mijn vrijheid terug en maakte van mij een milder mens met een gesterkte geest. Buteyko is een deel van mezelf geworden.

NAWOORD

Zonder adem is er geen leven, maar te veel ademen maakt ons ziek.

Ademen is letterlijk en figuurlijk mijn levenswerk. Juist daarom koos ik dit thema voor mijn eindwerk en vervolgens voor dit boek, als sluitstuk na een lange zoektocht naar de juiste antwoorden op mijn talloze vragen.

De Buteyko-ademhaling blijkt voor mij de meest effectieve methode om op een medisch gestaafde manier mijn ademhaling, zeker op moeilijke momenten, onder controle te krijgen.

Maar het vraagt oefening, veel oefening, voordat ons brein aanvaardt dat de chemische verhoudingen in onze bloedwaarden door een juiste ademhaling weer een evenwicht bereiken. Deze herprogrammering is fysiek, mentaal en spiritueel voelbaar. Doorzetting en wilskracht maken dit mogelijk.

Met elke inademing begint een nieuwe cyclus, met elke uitademing blaas je uit wat je niet meer nodig hebt. Zo worden we steeds meer wie we werkelijk zijn en effenen we ons pad om te groeien naar meer bewustwording. In dat proces leren we beseffen waar symptomen als angst vandaan komen en waartoe ze dienen.

Leren luisteren naar deze signalen en ze niet langer als de vijand benaderen, vormt de grootste levensles die ik uit deze zoektocht getrokken heb.

Ik hoop dat ik jullie met mijn verhaal een hulpmiddel heb gegeven op jullie weg naar een evenwichtige ademhaling, een ademhaling als die van een samoerai!

Een gezonde ademhaling is een godsgeschenk.

DANKWOORD

Ik wil een aantal mensen bedanken, mensen die het mogelijk maakten dat ik dit werk kan presenteren.

Als eerste wil ik wijlen mijn echtgenoot, mijn broer en papa danken. Zij brachten mij telkens weer, vaak op de meest onmogelijke momenten in mijn beroepsleven, naar de locaties waar ik moest zijn. Zonder hun onvoorwaardelijke steun had ik in mijn professionele leven niet de keuzes durven en kunnen maken die ik gemaakt heb en zou ik nooit dit boek geschreven hebben.

Mijn lieve cliënten wil ik danken. Zij deelden hun ervaringen met de Buteyko-methode met mij, zodat ik deze informatie verder kon aanvullen of aanpassen in mijn eindwerk.

Ook dank ik cardioloog Pascal Vranckx, anesthesist Paul Ex, orthomoleculair arts en huisarts Kris Vollon, dokter Yvan Van Mol samen met het Bakala-instituut, hartchirurg dokter Janssens en longspecialist dokter Dewaele. Zij beantwoordden, ieder in hun eigen specialisatie, al mijn vragen over ademhaling. Want ik had veel vragen, en ik wilde de juiste antwoorden.

Mijn kinderen wil ik bedanken, want zij moedigden me steeds weer aan om door te gaan wanneer mijn eindwerk onder een stofhoop dreigde te verdwijnen omdat ik geen bevredigende antwoorden vond en soms de moed verloor.

Ik wil Herman danken; zijn luisterend oor, zijn adviezen en zijn steun tijdens mijn opleiding hebben me sterk vooruit geholpen.

Dank aan mijn docenten van de Levensschool die mij, naast het pure klinische aspect, ook de spirituele benadering van het leven toelichtten. Ik heb gedurende vier jaar al deze kennis als een spons opgezogen en verwerkt in dit boek.

Ik dank Masha Anthonissen-Kotousova die me de wereld van Buteyko leerde kennen.

Mijn correctoren wil ik danken voor het proeflezen van mijn manuscript. Kleine accenten kunnen soms een wereld van verschil maken.

Frans Kwanten van Adman Reclame gaf kleur en diepte aan het boek.

En tot slot dank ik mijn stagemeesters, Christel, Werner en Bob. Zij leerden mij, elk in hun segment, de details in de benadering van zoveel aandoeningen op de diverse niveaus binnen het ademhalingssysteem kennen.

Onze diepe angst is niet dat we onmachtig zouden zijn.
Onze diepste angst betreft juist onze niet te meten kracht.
Niet de duisternis, maar het LICHT in ons is wat we het meeste vrezen.
We vragen ons af:
'Wie ben ik wel om mezelf briljant, schitterend, begaafd
of geweldig te achten?'
Maar, waarom zou je dat niet zijn? Je bent een kind van God!
Je dient de wereld niet door jezelf klein te houden.
Er wordt geen LICHT verspreid, als de mensen om je heen
hun zekerheid ontlenen aan jouw kleinheid.
We zijn bestemd om te stralen, zoals kinderen dat doen.
We zijn geboren om de glorie Gods die in ons is, te openbaren.
Die glorie is niet slechts in enkelen, maar in ieder mens aanwezig.
En als we ons LICHT laten schijnen, schept dat voor de ander de
mogelijkheid hetzelfde te doen.
Als we van onze diepste angst bevrijd zijn, zal alleen al
onze nabijheid anderen bevrijden.

NELSON MANDELA, 1994

GERAADPLEEGDE BRONNEN

Boeken

- ANTHONISSEN-KOTOSOVA, Masha, *Leef gezond, adem rustig*, ANKHHERMES, Deventer, 6de druk, 2014
- BAKKER, Bram en DE JONG, Koen, *Verademing*, LUCHT BV, Nederhorst den Berg, 19de druk, 2015
- BEERS, H. Mark, M.D., *Merck Manual, Medisch handboek*, BOHN STAFLEU VAN LOGHUM, Antwerpen, 2005
- BRIDGEMAN, Robert en VAN DEN HOUT, Marleen, *Start vandaag met ademen*, ANKHHERMES, Utrecht, 3de druk, 2017
- COENEN, Geert, *Relaxatie – Veranderen kan je leren*, DE LEVENSSCHOOL VZW, 2009-2010
- DANNEELS, Bart en DE BAKKER, Bob, *Massage*, DE LEVENSSCHOOL VZW, 2011
- DIJCK, Christine VAN, *Bewust ademen*, DE LEVENSSCHOOL VZW, *s.d.*
- EEDE, Greetje VAN DEN, *Integrale voetreflexologie*, DE LEVENSSCHOOL VZW, 2010
- GJAMPOLSKY, Gerald G. en CIRINCIONE, Diane V., *Liefde is het antwoord*, SYNTHESE BV, 3de druk, 2005
- HOLFORD, Patrick, *6 weeks to super health*, PIATKUS BOOKS Great Britain, Herdruk 2013
- HOLFORD, Patrick, *The Optimum Nutritional Bible*, PIATKUS BOOKS Great Britain, Reprinted 2014
- HUIBERS, Jaap, *Hyperventilatie, een "IK"-crisis*, ANKHHERMES BV, Deventer, 4de druk, 1988
- LENAERTS, Kris, *Hyperventilatie actief loslaten*, ROULARTA BOOKS, Roeselare, 2008
- LENAERTS, Kris, *Hyperventilatie ontmaskerd*, GLOBE, Brussel, 2005
- MARTINI, Frederic H. en BARTHOLOMEW, Edwin F., *Anatomie en fysiologie – Een inleiding*, PEARSON EDUCATION BENELUX, 4de druk, 2010
- NAESSENS, Pascale, *Puur eten dat je gelukkig maakt*, LANNOO, Tielt, 2014
- NOVOZHILOV, Andrey, vertaling WEEL, Wim, *Leven zonder astma*, *s.l.*, *s.d.*
- PRENEN, Martine, *Live, Love, Laugh*, BORGERHOFF & LAMBERIGTS, Gent, 2011
- REIGNIER, Jude, *Basisboek yoga*, DELTAS, Aartselaar, 2015
- TIEBOSCH, G.W.H., *Blijf jong door yoga*, MARABOU, Brussel, 1964
- VERBURGH, Kris, *De voedselzandloper*, BERT BAKKER, Amsterdam, 10de druk, 2012
- VERHELST, Geert, *Groot handboek geneeskrachtige planten*, MANNAVITA BVBA, Wevelgem, 5de druk, 2012
- VERHELST, Geert en VANDER STAPPEN, Lieve, *Bachbloesemtherapie*, ORANJE, Sint-Baafs-Vijve, 2010
- VERVAECKE, Hilde, *Relaxatie*, DE LEVENSSCHOOL VZW, 2007

Studies, websites en artikelen

- ORR, Leonard en RAY, Sondra, 'Rebirthing in the New Age', *Celestial Arts*, Millbrae, CA/USA, 1977
- https://spiritueel-ademen.nl/Hyperventilatie
- FOLGERING. H. en COLLA. P., 1978, 'Some anomalies in the control of PACo2 in patients with a hyperventilation Syndrome', *Bull.Europe.Physiopath.Resp.*,14, 503-512
- https://cris.maastrichtuniversity.nl/portal/files/1210685/guid-a0c40828-4941-468b-97b4-679be154b410-ASSET2.0
- http://www.cfsinfo.be/Documentatie/Kinesitherapie/Studie%20over%20de%20ionspanningscapaciteit%20bij%20chronisch%20vermoeide%20fibromyalgie.htm
- SCHALWIJK, R., *Ademtherapie bij patiënten met hyperventilatie en paniekstoornissen*, eindexamenopdracht afdeling Fysiotherapie Hogeschool van Utrecht, 2006
- REINER, R., 'Integrating a portable biofeedback device into clinical practice for patients with anxiety disorders: results of a pilot study', *Applied Psychophysiology and Biofeedback* 33:55-61, 2008
- MARIS, Hilde, 'De Buteyko-methode, opnieuw leren ademen', *PlaceboNocebo* nr. 22, nov/dec 2014
- 'Hoe werken rode bloedcellen?' http://staff.science.uva.nl/~dcslob/lesbrieven/bloedcellen/default.html
- STANS, Linda, dienst respiratoire revalidatie Gasthuisberg. Artikel Tine Bergen, *Goed Gevoel*, december 2010
- http://users.telenet.be/luc.de.cock/html/dieptemassages/dieptemassages_inleiding.html
- http://www.in-balanz.nl/
- *T. Soc. Geneesk.* 20 (1982) 523-527, Drs. B. Snitslaar
- http://members.westnet.com.au/pkolb/lum.pdf
- http://www.normalbreathing.com/
- '22 min. bij de haaien': http://en.wikipedia.org/wiki/Stig_Severinsen
- http://medicalxpress.com/news/2016-07-elevated-brain-blood-linked-anxiety.html
- http://medicalxpress.com/news/2016-07-apnea-patients-prone-glaucoma.html
- http://medicalxpress.com/news/2016-07-prevalence-disorders-risen-veterans.html
- http://buteykonoordnederland.nl/wetenschappelijke-onderzoeken-en-artikelen/
- http://www.rug.nl/research/portal/publications/de-buteyko-ademhalingstechniek-een-onderzoek-naar-de-wetenschappelijke-houdbaarheid-van-de-buteyko-ademhalingstechniek-bij-astmapatienten(c978b1ed-f272-49bf-b6d0-2ee8d4fcd228).html
- https://www.buteyko-ademtherapie.nl/wetenschappelijk-bewijs/
- BASS, C., 'The hyperventilation syndrome', *Respiratory Diseases in Practice*, Oct/Nov 1990, 13-16
- BOWLER, S., GREEN, A., MITCHELL, C., 'Buteyko breathing and asthma: a controlled trial', *Medical J. of Australia*, Vol. 169, December 1998, 575-578

Dit boek is louter gebaseerd op mijn eigen studie en ervaring en vervangt geen medisch advies. Raadpleeg steeds je arts bij ernstige klachten.

www.standaarduitgeverij.be
info@standaarduitgeverij.be

Vertegenwoordiging in Nederland:
New Book Collective
Amsterdam
www.newbookcollective.com

Eerste druk september 2018

Omslagontwerp & opmaak binnenwerk: Dominic Van Heupen
Omslagfoto: © Shutterstock; concept: Adman Reclame
Illustraties: Viktor Lunn-Rockliffe en Dominic Van Heupen

ISBN 978 90 223 3542 0
D/2018/0034/231
NUR 740 / 770 / 860